本田五郎

膵臓がんの何が怖いのか

早期発見から診断、最新治療まで

GS
幻冬舎新書
701

はじめに

膵臓《すいぞう》という臓器に対して、みなさんはどんなイメージを持っているでしょう。

おそらく、まっ先に頭の中に浮かぶのは「膵臓の病気は怖い」というイメージではないでしょうか。

たしかに、膵臓の病気といえば、膵臓がん、重症膵炎といった命に関わってくる可能性が高いものがあります。一般の方々にも、いろんなかたちでその怖ろしさの情報が耳に入っているのでしょう。

たとえば、久しぶりに出席した同窓会で、それほど親しくなかった元クラスメートの消息に関して、次のような会話をしたとします。

A「あの人はどうしてるのかな、ずいぶん会ってないけど」

B「え、知らないの、あの人、去年亡くなったんだよ」

A「……ええっ、なんで!?　あんなに元気だった人が……病気？　それとも事故？」

B「膵臓がんだって」

A「膵臓……それにしても急だね」

B「なんか、がんが見つかったときはもう手遅れで、手術できるような状態じゃなかったみたい」

A「……」

あるいは、買い物帰りのふたりの主婦が、最近見かけなくなったご近所の人に関してこんな会話をしていたとしましょう。

C「〇〇さんのご主人、最近全然見かけないわね」

D「あら、知らなかった？　あのご主人、先月亡くなったのよ」

C「うそ！　いつも元気そうにウォーキングしてたじゃない」

D「私もびっくりしたんだけど、膵臓がんで、もうかなり進行しちゃってたらしいの」

C「そんな……お気の毒に」

D「本当に……聞いた話だと、去年70まで勤めた会社をやめて、これからは夫婦ふたりでたくさん旅行をして人生を楽しむんだって言ってたそうよ。だけど、さあこれから第二の人生っていう矢先にがんが見つかって……」

C「そうなんだ……膵臓の病気ってやっぱり怖いのね……」

このように、知り合いの急な死から、膵臓の病気の怖さを思い知らされた人も少なくないでしょう。

また、テレビドラマで膵臓の病気に冒された登場人物が急逝するシーンを見たり、ドキュメンタリー番組で膵臓がんから生還を果たした人の闘病ストーリーを見たりして、さまざまなメディアから膵臓の怖さを知る人もいると思います。

そう言えば、過去には『君の膵臓をたべたい』（住野よる著）という小説がベストセラーになったこともありました。これは、膵臓の病気で余命を宣告された女子高校生を主人公とした落涙ものの青春ストーリー。小説だけでなく、アニメ化・映画化もされてヒットしたので、このあたりも「膵臓の病気＝怖い」というイメージが一般に浸透するのに影響を与えたのかもしれません。

　もっとも、医師としてひと言つけ加えておきますと、高校生の年齢で余命を宣告されるような膵臓の病気は思い当たりません。膵臓がんはこの年齢ではまずあり得ないと思いますし、高齢者、男性よりも若い女性に見つかる率の高い囊胞《のうほう》や腫瘍《しゅよう》はたしかにあるのですが、これらは死に直結する病気ではありません。どうやら、このベストセラー小説に登場する「膵臓の病気」は、あくまで「設定」として用いられた架空の病気のようです。

　要するに、一般の方々のイメージとしては、膵臓は「よく分からないけれど、ちょっと怖い臓器」ということなのだろうと思います。

たしかに、他のがんと比べると、膵臓がんの予後はよくない

　ここで、国立がん研究センターが出している統計データを見ながら、膵臓がんと他の部位のがんの状況を比べてみましょう。

　まず、年間の罹患率ですが、人口10万対（たとえばその町に10万人が暮らしていたとして、1年間に町の人の何人が○○がんに罹患するか）で見ると、大腸がん、肺がん、前立腺がん、乳がんあたりはどれも１００人を超えています。それに比べ、膵臓がんは30人ちょっとであり、これらのがんと比べると罹患率が低いことが分かります。

次に、日本全国で○○がんに罹《かか》った人の数（罹患数）と亡くなった人の数（死亡数）がどう変化しているかの年次推移のグラフを見てください（８ページ）。大腸がんや胃がんのグラフでは、罹患数と死亡数にかなりの開きがあります。大腸がんは罹患数の上昇とともに死亡数も少し上がっていますが、胃がんは罹患数は上がっているものの死亡数はゆるやかな減少傾向にあることが見てとれます。

一方、膵臓がんのグラフはどうでしょう。罹患数、死亡数ともに右肩上がりになっていて、ふたつの線の間にあまり開きがありません。

罹患数と死亡数に差がないということは、すなわち膵臓がんに罹った患者さんのほとんどが膵臓がんで亡くなっているということになります。

さらに、5年生存率のデータもチェックしてみましょう（９ページ）。

5年生存率とは、がんと診断された人がそれから5年後に生存している割合を表わしたもの。１００％に近いほど治療で命を救える可能性が高いがんであり、０％に近いほど治療で命を救うことの難しいがんであることを示しています。

これで見ると、乳がんや前立腺がんなどは90％を超える5年生存率（正確には5年相対生存率）であり、治療で命を救える可能性がかなり高いがんであることがうかがえます。

●罹患数と死亡数の比較（年次推移）

●胃がん

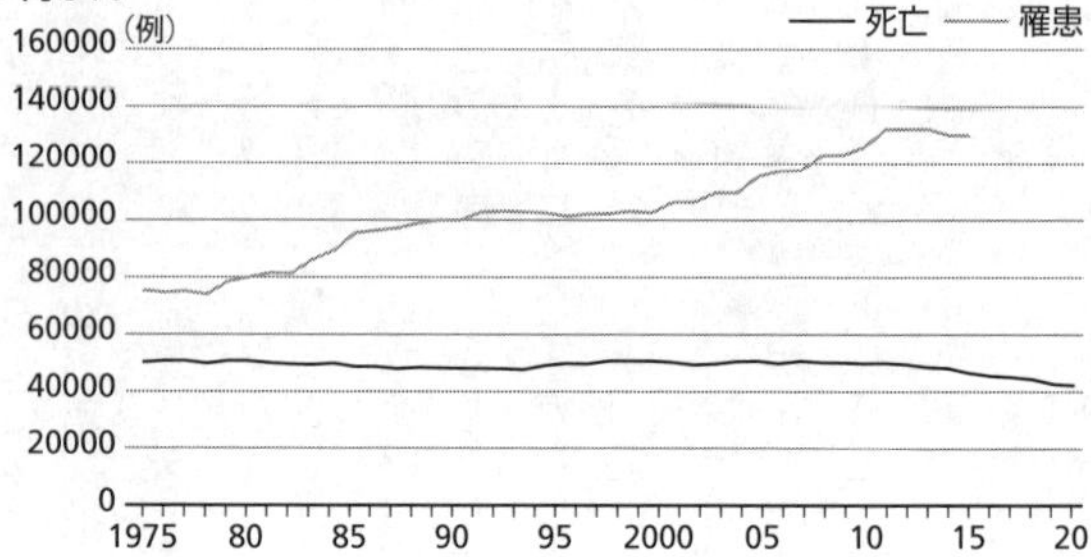

●大腸がん

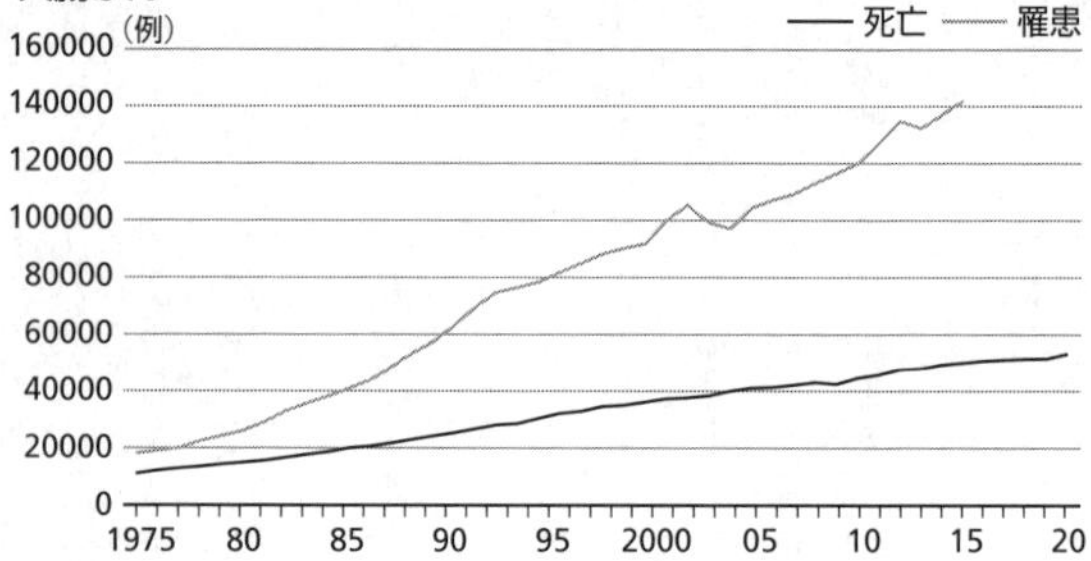

●膵臓がん

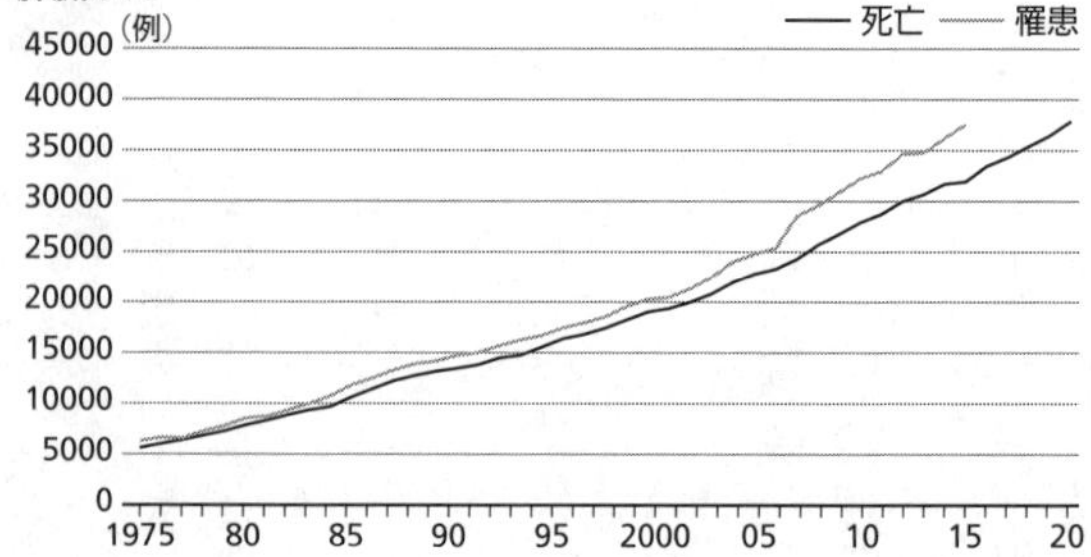

資料：国立がん研究センター　がん対策情報センター

●がんの5年生存率（部位別がん5年相対生存率）

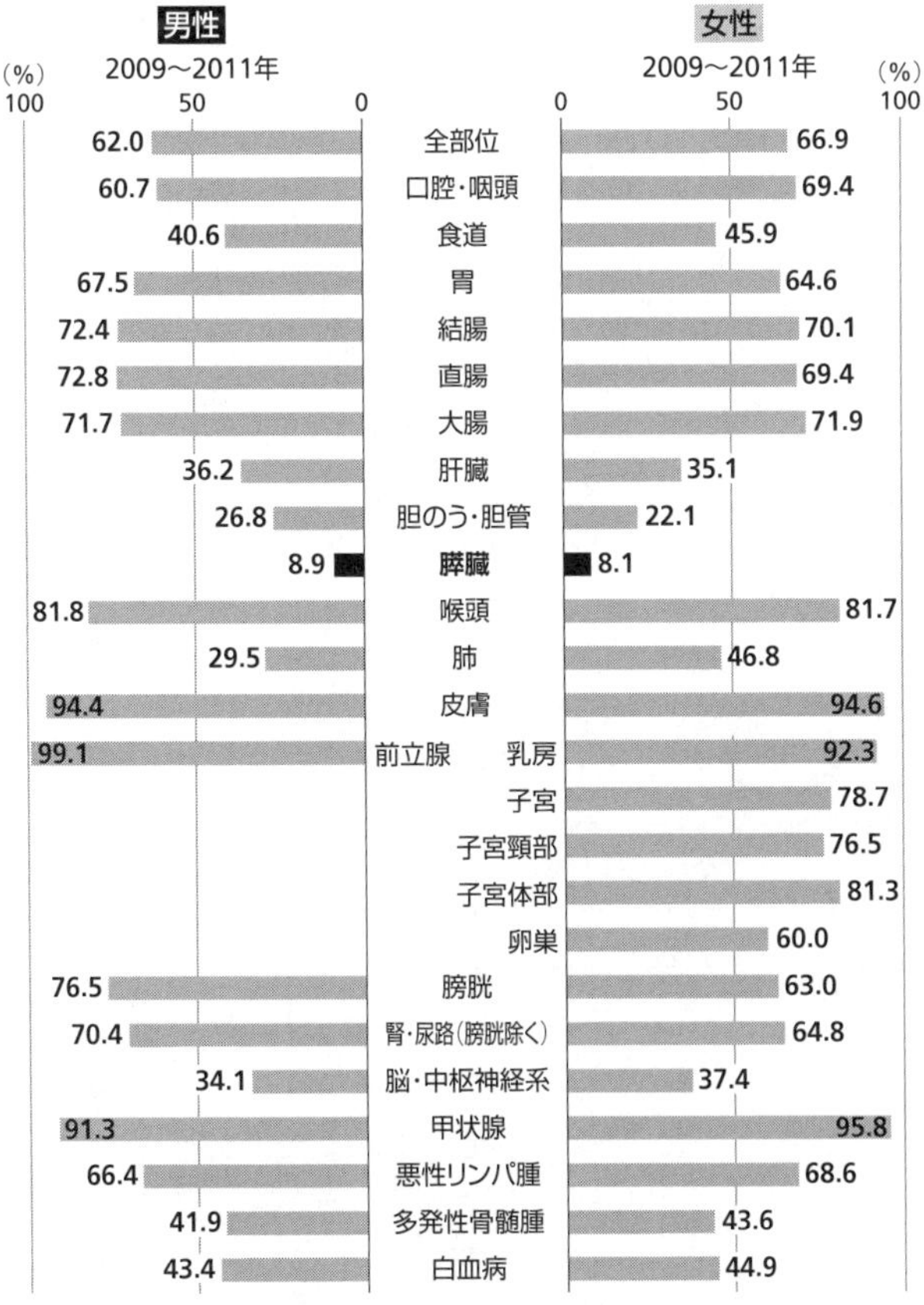

資料：国立がん研究センター　がん対策情報センター

5年相対生存率

そのがんに罹患した人の5年生存率が、それ以外の人も合わせた日本人全体（正確には、性別、生まれた年、および年齢の分布を同じくする日本人集団）の5年生存率に比べてどのくらい低いかで表わした生存率。そのがんが原因で亡くなる可能性をより正確に表わすために調整された5年生存率と言える。

大腸がんも70％台、胃がんも60％台で比較的予後が良好であることが分かります（「予後」は病気の経過の見通しを意味する医学用語。生存期間や生存率を意味する場合もあります）。

ところが、膵臓がんの5年生存率は、8・5％（男性8・9％、女性8・1％）です。これは多くのがんの中でも突出して少ないパーセンテージであり、それだけ治すのが難しいがんであることを表わしています。

このように、公共の統計データから見ても、たしかに膵臓がんは非常に厄介《やっかい》ながんです。膵臓の病気に「怖ろしい」というイメージがついて回るのも、こうした数字を見れば致し方ないことだと思います。

きっと、〝ああ、もし膵臓がんになったらもう人生をあきらめるしかないんだな〟と思った方が多いのではないでしょうか。

しかし――

あきらめるのはちょっと早計です。膵臓がんがとても厄介な病気であるのは事実ですが、まったく希望がない病気だというわけではないのです。

それでは、いったい5年生存率わずか8・5%のがんのどこに希望があるというのか。

実は、いま、膵臓がんの治療の状況はとても大きく変わりつつあります。

くわしくは後述しますが、早いステージの膵臓がんの5年生存率は着実に上がっていて、ステージ0という超早期（後述するように、上皮内がんのことを本書では超早期と表現させていただきます）の段階で発見して治療をすれば、5年生存率90%超という驚異的な成績を目指すことができるのです。

5年生存率90%超という数字は、9ページで取り上げたがんの5年生存率一覧のグラフで言えば前立腺がんや乳がん並みです。

だから、希望はある。膵臓がんに冒されたら、必ずしもすべての人が死を覚悟して人生をあきらめなければならないというわけではないのです。

膵臓がんは「神の手」で治る病気ではない

申し遅れましたが、私は外科医です。

東京女子医科大学病院の消化器・一般外科で、肝胆膵領域（肝臓・胆嚢・胆管・膵臓・十二指腸・脾臓《ひぞう》など）を専門に日々手術と診療に明け暮れる生活を送っています。

そして、私が数多く手掛けている疾患のひとつが膵臓がんです。膵臓がんは治りにくいがんの代表であるだけでなく、手術が難しいがんの代表だとも言われています。

膵臓は胃の裏側の体の奥底にあり、周辺にはたくさんの神経や太い血管が混み合っていて、たいへん手術をしづらい位置にあります。そのため、膵臓がんをはじめとした膵臓の手術では、膵臓を取り出すだけでもたいへん繊細な技術と高度な経験値が求められます。そのうえ、膵臓を切除したり縫合したりする際には、常に「膵液漏れ」の危険がつきまといます。後ほど改めて述べますが、膵臓から分泌される膵液は何でも分解してしまう非常に強力な消化液であり、手術後にこれが漏れ出ると体の組織を分解し、しばしば重篤な合併症を引き起こします。場合によっては、命に関わってくることもあります。膵液漏れなどの合併症の発生率も、外科医の腕や技量にかなり左右されます。

私の場合はどうかというと、これまで腹腔鏡下《ふくくうきょうか》手術、開腹手術ともに数多くの手術件数をこなしてきましたので、やはり膵液漏れを起こした経験は多数あります。ただし、その頻度は初期の頃は一般的な頻度でしたが、この7～8年では手術件数全体の2～3％程度です。なかでも腹腔鏡下膵体尾部切除術という手術では、1％未満という好成績を続けています。数多くの経験を積むと、ちょっとしたところでの違いが重なって、技術が磨かれるのだと思います。

外科医を称賛する意味で「神の手」なんていう言葉があります。経験を積んで手術の成績がよくなった頃、私もそうやって持ち上げていただいたことがあり、子どもの頃から人並みにカッコよくなりたかったので、正直なところそのときはうれしかった。ですが、とくに膵臓がんの手術に関しては、こういう呼び方に私は違和感を覚えます。

なぜなら、膵臓がんは、「神の手で手術すれば治ってしまう」というような単純な病気ではないからです。

これも後述しますが、膵臓がんはステージが進むと手術ができないケースが少なくありません。また、ステージ１か２で手術ができたとしても、化学療法（抗がん剤治療）や放射線療法を併用して治療を進めていくことになります。もちろん、外科手術がうまくできるに越したことはありません。しかし、手術は組み合わせて行なわれるいくつかの治療手段の中のひとつであって、手術だけで治療の成否が決まるわけではないのです。

「がんは手術がうまくいきさえすれば治る」「神の手を持つ外科医に手術を頼めば、この難しいがんも治せるに違いない」というのは大きな誤解です。

どんなに手術の腕がよくても、外科医だけでは膵臓がんは治せません。早期発見をして診断を下す消化器内科医や病理医との連携、どういう治療を選択するかを決める患者さんとの話し合い、そして、抗がん剤治療（化学療法ともいいます）や放射線治療を組み合わせた治療計画――手術だけではなく、そういった数々の診療手順に手間ひまをかけることによって、どうにか膵臓がんを治す道筋が開けてくるものなのです。

ともあれ――

本書ではこれから、膵臓の病気について、最先端の医療現場で働くひとりの外科医の視点から述べていきたいと思います。膵臓という臓器のユニークな特徴や危うい特徴を紹介しつつ、がんをはじめとした膵臓の病気と私たちが今後どうやって向き合っていけばいいのかの選択肢を提示していくことにしましょう。

冒頭の例でも示したように、膵臓の病気には「罹ったら怖い」「治療できずに死ぬことが多い」といったマイナスのイメージが染みついています。

果たして本当にそうなのか。どうすればその怖い病気から逃れられるのか。順を追って繙《ひもと》いていくことにしましょう。

人生は誰にとっても一度きりです。

その大切な人生を不意の病で狂わせないためにも、膵臓や膵臓がんに対する正しい知識や情報を仕入れておくことは決して無駄にはならないはずです。

本書を読み終える頃には、みなさんが抱いている膵臓や膵臓の病気に対するイメージがだいぶ変わったものになっているかもしれません。

膵臓がんの何が怖いのか／目次

協力　高橋明
図版・ＤＴＰ　美創
イラスト　内山洋見

第1章
体の奥底にあるちょっと危険な「エネルギー管理司令塔」
——膵臓が果たしている「ふたつのミッション」

膵臓について知っておこう

膵臓の病気について述べる前に、膵臓という臓器の位置やかたち、基本的な働きについてざっと整理しておくことにしましょう。

みなさんは、「膵臓はどんな仕事をしている臓器でしょう？」と聞かれたらどのように答えますか？

「えっと、たしかインスリンをつくってるんだっけ……。あれ、でも食べ物の消化にも役立ってるはずだよね……。ん？　どっちだっけ」――いきなり聞かれたら、ちょっと戸惑う人もいるかもしれませんね。

正解はというと、その両方です。

膵臓には、ふたつの重要な役割があります。ひとつはインスリンなどのホルモンを生産・分泌して血糖をコントロールする役割で、これを「内分泌機能」と呼びます。もうひとつは消化酵素を含む膵液を生産・分泌して食べ物の消化を促す役割で、これを「外分泌機能」と呼びます。

第1章では、この「膵臓が果たしているふたつの役割」を中心に述べていきたいと思います。

膵臓は水平ではなく、右から左へ斜めにカーブしている

では、まず、大きさ、構造といった膵臓の主要プロフィールから紹介していくことにしましょう。

膵臓は胃や大腸の後ろに隠れていて、おなかの中の臓器としてはいちばん背中側に位置しています。横に細長く、右端は十二指腸に接し、左端は脾臓に隣接していて、大きさは長さが15センチ前後、重さは60～80グラムほどです。

なお、各臓器の位置を正面から見たイラストで、膵臓が体の真ん中に水平に横たわっているように描かれていることがよくありますが、これは正確ではありません。膵臓は、（横にまっすぐではなく）体の中央やや右寄りのところから体の左後方、つまり左の背中側へと、上下および前後に斜めになったかたちで収まっているのです。背骨を巻くように、十二指腸に接する右サイド前方から脾臓のある左サイド後方へとカーブしている感じです。また、膵臓は右側（十二指腸側）が太くて厚みがあり、左側（脾臓側）に行くに従って細くなっています。

色は黄色っぽい肌色でしょうか。若くて健康な膵臓はある程度弾力がありますが、基本的にやわらかい臓器です。しかし、膵炎などのトラブルが発生すると組織が線維化して硬くなってくる場合もありますし、肥満などのさまざまな理由で霜降り肉のように脂肪のさしが入ってフワフワとやわらかくなる場合もあります。

また、膵臓は3つの部分に区分けされていて、十二指腸に近い太い部分が「膵頭部」、真ん中が「膵体部」、脾臓に近い部分が「膵尾部」と呼ばれています。膵体部と膵尾部を合わせて「膵体尾部」と呼ぶこともあります。

これはサンマやイワシなどの細長い魚をイメージしていただくと分かりやすいかもしれません。魚の頭（膵頭部）が十二指腸に突っ込んでいて、尾びれ（膵尾部）に脾臓が刺さっているような状態です。むしろ分かりにくい説明でしたら申し訳ありません。

後で改めて述べますが、がんなどの病変が膵頭部にできるのと膵体尾部にできるのとでは、手術法が大きく変わってきますので、この3つの呼び名はぜひ頭に入れておいてください。

さらに、膵臓内部に目を向けると、膵臓内には膵液を運ぶ管である「膵管」が水路のように張り巡らされています。

●膵臓の位置と構造

●膵臓は胃の裏側に位置する

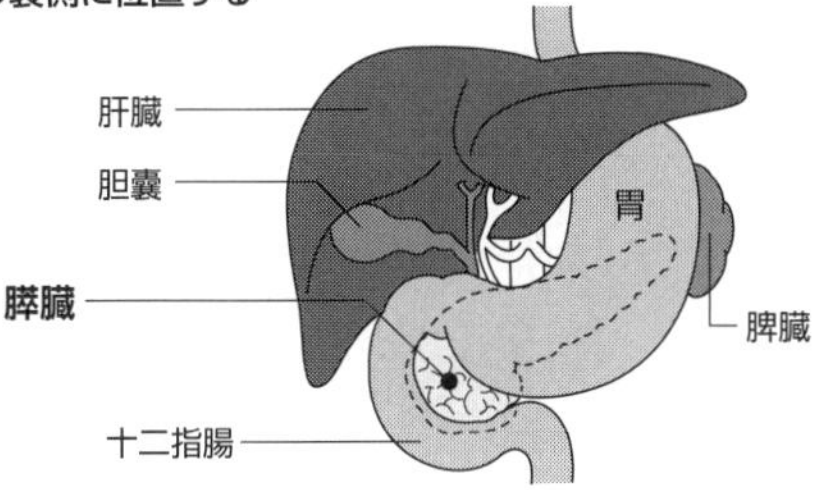

●膵臓の構造

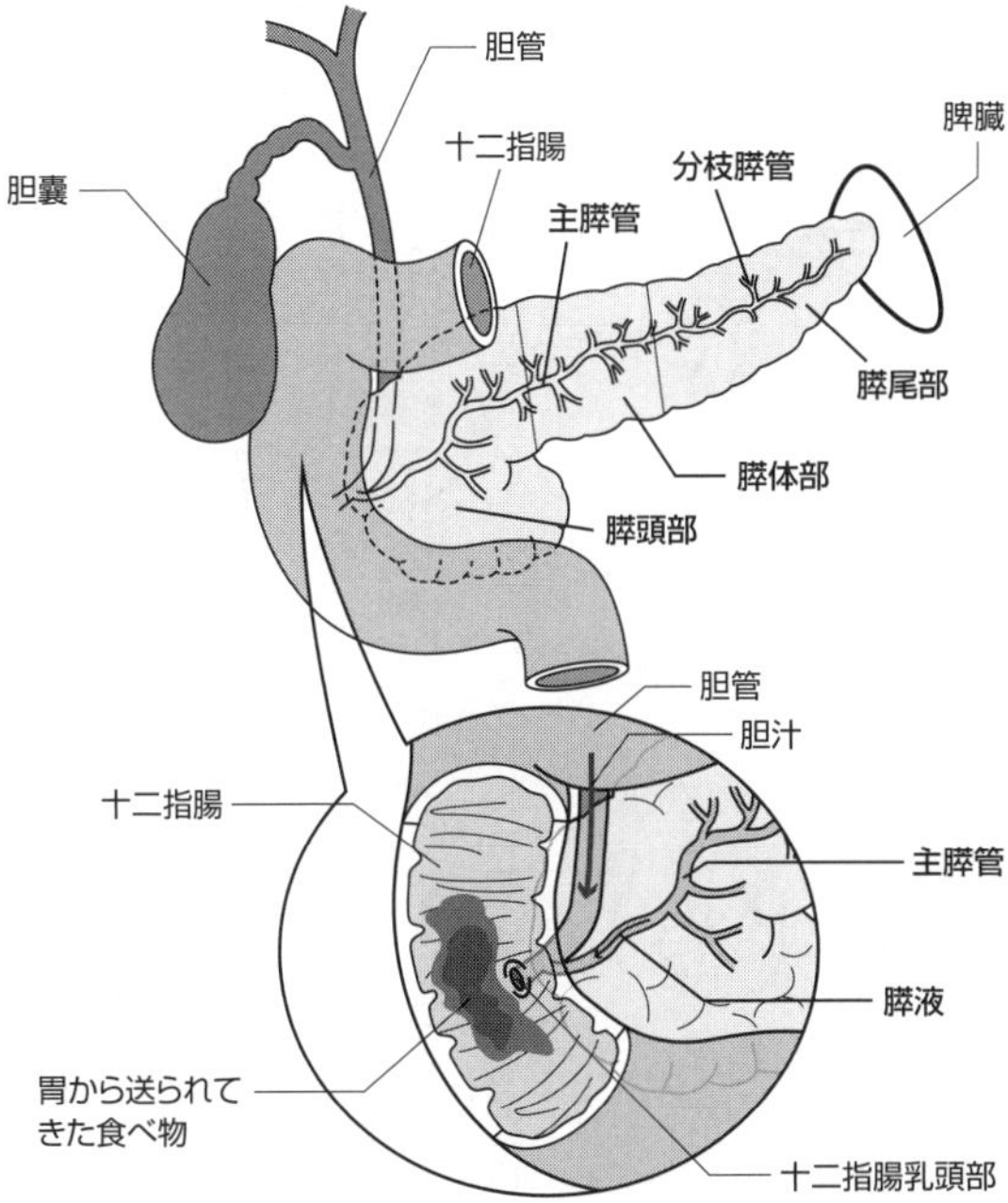

膵臓の辺縁から中心に向かう細い水路は「分枝膵管」、膵臓中央を貫くメインの太い水路は「主膵管」と呼ばれます。膵臓の各部位でつくられた膵液は、細い分枝膵管から主膵管に入って大きな流れとなります。主膵管は膵頭部で胆管と合流して十二指腸につながっていますので、膵液は胆管を流れてきた胆汁と一緒になって、十二指腸へと分泌されることになります。

この膵液と胆汁が流出する出口は「十二指腸乳頭部」と呼ばれています。胃から食べ物が送られて十二指腸に入ると、十二指腸乳頭部から流れ出てきた膵液・胆汁と混ざり、これらの消化液の力によって食べ物がさらに細かい栄養成分に分解されて、腸の壁から体内へと取り込まれることになるわけです。

膵臓内には100万個以上の「島」が点在している

膵臓は、中身がみっしりと詰まった臓器です。

膵臓や肝臓のように中身が詰まった臓器は「実質臓器」と呼ばれ、実質臓器の〝身の部分〟は「実質」と呼ばれています。ちなみに、胃や腸などの中身が空洞で食べ物が通過する臓器は「管腔臓器」と呼ばれています。

● 外分泌細胞と内分泌細胞

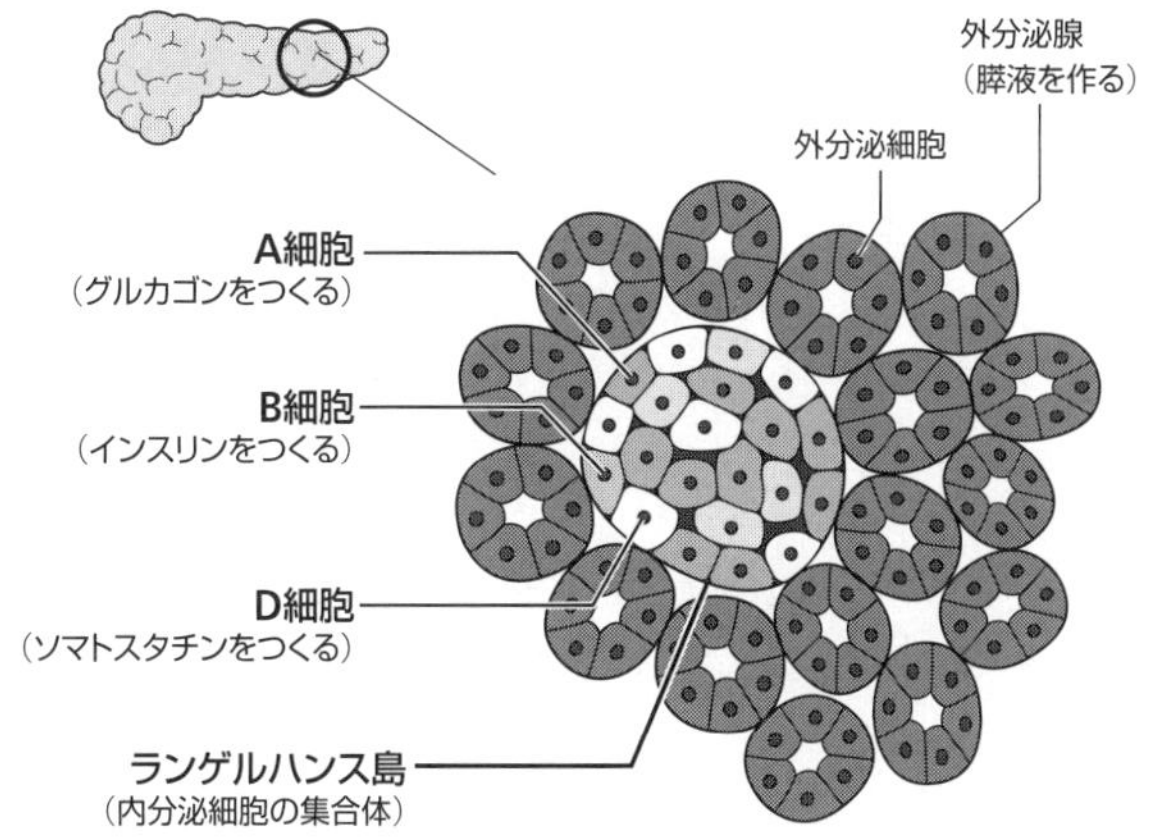

では、膵臓の実質にはいったい何が詰まっているのか。

答えは「細胞」です。膵臓の中には、膵液をつくったりホルモンをつくったりするための細胞がみっしりと詰め込まれています。

このような膵臓の実質に詰め込まれた細胞は、大きくふたつのタイプに分かれます。

ひとつは「外分泌細胞」。これは膵液をつくる細胞です。膵臓内の細胞の9割以上はこの外分泌細胞で占められていて、これらの細胞でつくられた膵液が分泌される量は、1日になんと1〜1・5リットルにものぼるとされています。外分泌細胞は、膵液の生産・分泌という外分泌機能の仕事を一手に引き受けています。

そしてもうひとつは「内分泌細胞」。膵臓の中には「ランゲルハンス島」という細胞の集合体が点在しています。ランゲルハンス島は、膵臓の9割以上を占める外分泌細胞の中で「島」のように点々と浮かんでおり、「膵島《すいとう》」という名称でも呼ばれています。この細胞集合体が膵臓全体に占める割合は10％以下ですが、それでも個数にすると100万個以上の「島」が存在するとされています。そして、この「島」では、日夜インスリンをはじめとしたホルモンが生産され、血糖をコントロールする内分泌機能の仕事が遂行されているのです。

このように、膵臓には外分泌機能担当の「外分泌細胞」と内分泌機能担当の「内分泌細胞」とがあり、それぞれがまったく異なる役割を果たしていることになります。ひとつの臓器が複数の機能や役割を果たすのは、決してめずらしいことではありませんが、膵臓においては細胞レベルで役割が比較的くっきりと区別されています。

それでは、次に、外分泌細胞と内分泌細胞のふたつがどのようなミッションを遂行しているのかを見ていきましょう。

膵臓は消化・吸収チームの中の「分解屋」

まずは外分泌機能からです。

先ほど紹介したように、膵臓は「消化液生産ファクトリー」のような存在であり、外分泌細胞では24時間休みなく膵液がつくられ、1日に1～1・5リットルもの膵液が分泌されています。

この膵液は、何でも分解してしまう「スーパー消化液」です。

膵液にはアミラーゼ（炭水化物を分解）、トリプシン（たんぱく質を分解）、リパーゼ（脂肪を分解）といった複数の消化酵素が含まれていて、三大栄養素をスピーディーに分解します。唾液や胃液など消化液にもいろいろありますが、膵液は全消化液の中でも飛びぬけて強力だと言っていいでしょう。

ちょっとここで食べ物の消化の流れを整理しておきましょう。

口から入った食べ物は、食道を通って胃に入り、胃液とともに粥状《じゅくじょう》にされます。粥状になった内容物が十二指腸に入ろうとすると、十二指腸や小腸から血液内にセクレチンやコレシストキニンといった消化管ホルモンが分泌され、これが膵臓に流れ着くと膵液を分泌するよう促します。すると、分泌される膵液量が増加して、大量の膵液が胆汁とともに内容物と混じり合います。

そして、これらの消化液によってさらに内容物が細かい栄養成分へと分解され、必要な栄養成分が小腸から吸収されていくことになるわけです。

なお、胆汁は肝臓でつくられて胆嚢にストックされ、内容物が十二指腸に入ってくると、膵液とともにタイミングよく分泌されます。胆汁には脂肪を分解（＝消化）・吸収する働きがあることが知られていますが、膵液の消化パワーをより強力に活性化させる役割も併せ持っています。先にも述べたように、膵管と胆管は膵臓の膵頭部で合流していて、ふたつの消化液が混ざり合ったかたちで分泌されています。つまり、ふたつの消化液が十二指腸に出る直前に混ざり合って、グッとパワーアップされたかたちで分泌されていることになります。

ともあれ、胃、十二指腸、膵臓、胆嚢、肝臓、小腸といった各臓器は、食べ物の消化・吸収という目的を果たすためにチームとして連動して働いていると言っていいでしょう。

膵臓は、その消化・吸収チームの中で、強力な膵液を分泌することによって内容物をより

●消化の流れと膵液の役割

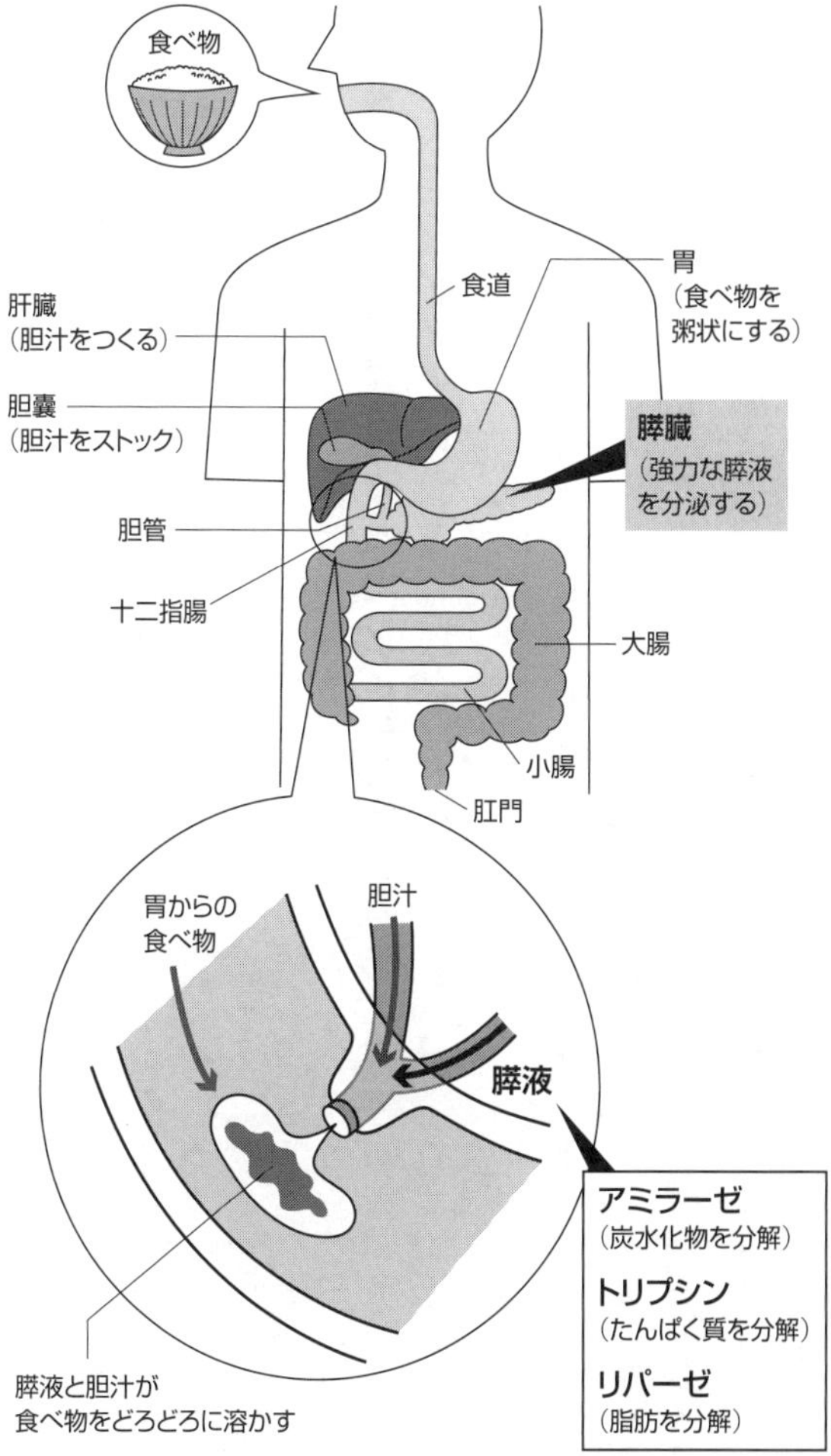

細かい栄養成分へと分解し、より吸収しやすい状態にする「分解屋」の役割を担っているというわけです。

なお、こうした膵臓の外分泌機能がうまく働かなくなると、内容物が十分に分解されず、消化・吸収が障害されて、下痢、腹部膨満、脂肪便などの不調が起こります。そして、そのままにしておくと、栄養がきちんと吸収されなくなるため、徐々に体重が減少してきます。

膵液が漏れ出ると、膵臓自身を消化してしまうことに

スーパー消化液・膵液の強力さは、「取り扱い注意の危険物」と言っていいくらいのレベルです。

危険物といっても、ちゃんと膵管を通って、ちゃんと十二指腸内に分泌されているのであれば別に問題はありません。なんでも分解する危険物が流れていても、十二指腸や小腸内では内張りの粘膜がしっかりガードしていますので、健康な状態であれば傷つくことはありません。膵管内でも、膵管の壁の〝壁紙〟である「膵管上皮」がしっかりガードしているため、膵臓自体は無事なのです。

しかし、もしその膵管上皮が破れて膵管の壁に亀裂が入るなどして、膵管の外へ膵液が漏れ出してしまったらどうなるでしょう。

これが、結構たいへんな事態になるのです。

なぜなら、膵液が膵管の外に漏れ出ると、膵臓を自己消化してしまうことになるから。すなわち、漏れ出た膵液が膵臓実質を溶かして炎症を引き起こしてしまうことになるのです。いわゆる「膵炎」です。

私はこういった膵液漏れの「コトの重大さ」を、常日頃、患者さんに次のように説明しています。

「大きな肉の塊《かたまり》を思わずごくんと丸呑みしたとしましょう。その肉は胃液でもある程度溶かされますが、十二指腸で膵液と混ざると、ほとんどかたちがなくなるまできれいに分解されるんです。で、考えてみてください。人間の体や臓器も肉でできていますよね。つまり、膵液が他のところに漏れ出ると自分の体をどんどん分解していくことになる。だから、膵液漏れは怖いんです」

別の言い方をするなら、たとえば、化学薬品工場などで硫酸とかの危険薬物を入れたタンクがあったとします。そのタンクに亀裂でも入っていて中身が漏れ出たらいったいどうなるでしょう。あるいは、もうちょっと過激な表現をすると、原子炉の格納容器に傷がついて、燃料のウランとかプルトニウムとかが漏れ出したらいったいどうなるでしょう。少々極端なたとえかもしれませんが、人体にとって膵液が漏れるということは、それくらい危険なことだと考えたほうがいいのです。

膵液という危険物が膵管外に漏れ出したことで引き起こされるトラブルで、もっとも多いのは膵炎です。膵炎には慢性膵炎と急性膵炎があるのですが、これらについては次章でくわしく紹介することにしましょう。

膵炎以外にも膵液漏出が大きなトラブルを招くことがあります。

たとえば、交通事故やスポーツ中の事故などで膵臓が傷ついてしまうケース。膵臓はやわらかい臓器なので、事故などで腹部に強い衝撃を受けると、潰れたり断裂したりすることがあるのです。すると、当然、膵管も壊れ、膵液が膵臓の外へ一気に漏れ出してしまいます。膵臓周囲には重要な太い血管がたくさん走っているため、膵液によってその血管が溶かされて穴でも開いたりしたら大出血を起こして死に至るケースもあります。

私が駆け出しの外科医で、外科医が当たり前のように救命救急の当直も兼務していた頃、何度か交通事故で膵臓断裂を起こした患者さんを診たことがあります。

原因は「ハンドル外傷」。いまはシートベルトやエアバッグが義務化されているので少なくなりましたが、当時は、このハンドル外傷による内臓損傷が結構多かったのです。ハンドル外傷とは、車の運転中に事故で強い衝撃を受けた際、ハンドルが胸やおなかへグイッとめり込んでしまうもの。これにより肋骨が折れて肝臓に刺さったり、膵臓がハンドルと背骨の間に挟まれてぱっくりと割れてしまったりするわけです。同時に胃や腸が破裂していることもあり状況は複雑です。

とにかく、湧き上がる血液の中で、必要に応じて破壊された臓器を圧迫したり摘出したりして出血を制御します。血が止まってとりあえず救命できても、膵臓の損傷がある場合、これを見逃すとかなり厄介です。おなかの中では漏れ出した膵液のために激しい炎症が続きます。漏れ出した膵液を持続的におなかの外に吸い出せると何とかなる場合もあるのですが、結局、救命できなかった人もいました。

このように、膵液という危険物が膵管や十二指腸以外の別のところに漏れ出すと、命を落とすような事態に陥ることもあります。

とにかく、膵臓はこういった「取り扱い注意の危険物」を日夜つくり続けている臓器なのです。

「血糖値を下げるシステム」は唯一インスリンだけ

次は内分泌機能についてです。

膵臓のランゲルハンス島では、次の3種類の「血糖値を調節するホルモン」がつくられています。

インスリン――血糖値を下げるホルモン

グルカゴン――血糖値を上げるホルモン

ソマトスタチン――インスリン、グルカゴンを含むさまざまな内分泌機能を制御しているホルモン

私たちが生命活動を維持していくには、体や脳を動かすエネルギー源であるブドウ糖が必要です。人間の日常生活で言うと電気やガス、ガソリンのようなもので、エネルギーが持続的に安定して供給される必要があります。そのため、ブドウ糖は血液に乗って全身の

細胞へ持続的に供給されているのですが、ただ単に供給されるだけでなく、供給量を安定して維持するシステムが必要です。そのシステムを担っているのが膵臓のランゲルハンス島です。

ご存じのように、ブドウ糖が血中にどれくらいあるかを知る指標が血糖値。膵臓の働きによって血糖値は一定の範囲内に保たれています。

つまり、膵臓のランゲルハンス島でつくられる3つのホルモンは、血糖値を上げたり下げたりして、一定範囲内に保つよう調節を行なうために分泌されているわけです。

血液中にブドウ糖が増えるとインスリンが分泌されて、全身の細胞にブドウ糖を取り込むように働きかけます。これにより細胞がブドウ糖を取り込めば、血中の余分なブドウ糖が減って血糖値が下がることになります。

一方、血液中のブドウ糖が少なくなるとグルカゴンが分泌されて、肝臓に蓄えられているグリコーゲンをブドウ糖に変えて血中に放出しろと働きかけます。これにより血中にブドウ糖が増えれば血糖値が上がることになります。

ちなみに、血糖値を上げるように働くホルモンはグルカゴンのほかにもいろいろあるのですが、血糖値を下げるように働くホルモンは、唯一インスリンだけです。

これは、人類が誕生してからの長い道のりの中で飢えに苦しむ時期が長かったせいだと考えられています。すなわち、氷河期のような食べ物にありつくのが困難な時期には、血糖値を上げる必要はあっても、下げる必要性はなかった。それで、「血糖値を上げるシステム」はいっぱいある一方で、「血糖値を下げるシステム」はインスリンしか搭載されなかったのだろうと見られているのです。

ところが、「飽食の時代」と呼ばれるように、現代では食べたいものをいつでも手に入れられるようになり、栄養過多で高血糖になる人が増えてきました。それで、太古の昔とは逆に血糖値を下げる需要が急増し、インスリンの「血糖値を下げるシステム」が俄然注目されるようになってきたというわけです。

インスリンは膵臓から全身の細胞への「手紙」のようなもの

ここでちょっとインスリンの働きを整理しておきましょう。

私は、インスリンを「手紙」のようなものと考えています。

つまり、血液中にブドウ糖が多くなると、膵臓から全身の細胞へ向けて「ブドウ糖を取り込みなさい」という指令を書いた手紙が出されるのです。その手紙が血流に乗って細胞側のポストに到着すると、細胞はアームを伸ばして血液中のブドウ糖をキャッチする。言わば、インスリンという手紙が届くことによって細胞は「あ、いま血糖値が高いんだな」と気づき、「じゃあ、ブドウ糖をためておくか」とブドウ糖を取り込んで、それによって血糖値が下がることになるわけです。

もっとも、これはインスリンという手紙の指令が細胞に対してちゃんと効力を発揮している場合の話です。

それというのも、糖尿病の人や血糖値が高い人は、この手紙の指令の効力が落ちていることが多いのです。

たぶんみなさんの中には「インスリン抵抗性」という言葉を聞いたことがある方もおられるでしょう。

これは、インスリンの作用が細胞に対して十分に働かなくなる現象。インスリン抵抗性の原因はまだ十分に解明されていませんが、背景には、肥満、内臓脂肪の蓄積、間食の多い食習慣、運動不足などがあるとされています。簡単に言えば、日々メタボな生活をしていて、いつも血液中にブドウ糖があり余っているような高血糖状態が続いていると、インスリンの「ブドウ糖を取り込め」という指令に対し、細胞側が興味を示さなくなってしま

● インスリンの役割とインスリン抵抗性

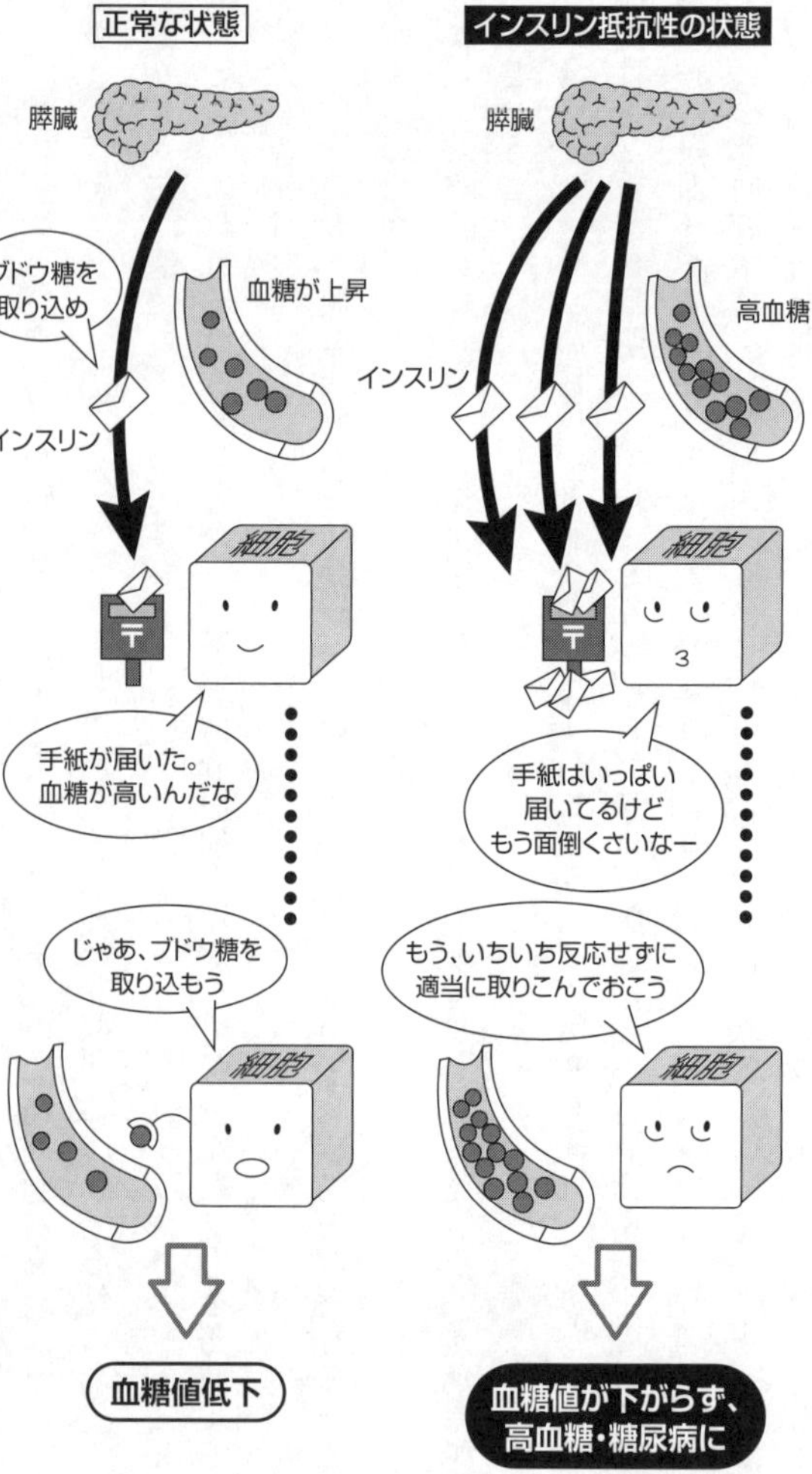

うのです。

こうやって手紙の効力が低下してしまっているわけですね。細胞側はインスリンの手紙が届いても、その指令をスルーしてしまい、ブドウ糖をキャッチしようとしません。すると、インスリンを送っているのに血糖値が下がらないものだから、膵臓側は繰り返し何度も催促の手紙を出すようになります。細胞側は、ポストがいっぱいになるくらいに手紙が届くと、「ちぇっ、しょうがねえなあ」とばかりに重い腰を上げて、しぶしぶアームを伸ばしてブドウ糖をキャッチする……。こんな感じで、インスリンという手紙をたくさん出さないと、細胞側がなかなか反応しなくなってしまうのです。

そして、こういう悪循環が続くと、手紙を大量に出し続けている膵臓側はくたびれてしまいますし、それを受け取る細胞側の反応は落ちたままで、なかなか血糖値が下がらなくなる。それで、糖尿病が進んでしまうことになるわけです。

おそらく、みなさんの中にも高血糖や糖尿病にお悩みの方がおられると思います。そういう方は、かかりつけの医師や糖尿病内科の医師から、しょっちゅう食事面や運動面の注意を受けておられるかと思います。

なので、この場では食事や運動について口やかましいことは言いません。けれど、やはり日々の生活の中で、習慣的にそうした注意点を守ることで高血糖状態の時間を少なくしていく姿勢が大切です。

もともと、膵臓の病気と糖尿病には密接な関係があり、慢性膵炎などの膵臓の病気によって糖尿病（「膵性糖尿病」と呼ばれます）が引き起こされることもありますし、急に糖尿病が悪化したり血糖値を測るたびにかなり値が高く出るようになったりしたときには、背後に膵臓がんが隠れているようなケースもあります。

ですから、糖尿病の人は、日々血糖値を測定して適切に管理し、膵臓がこれ以上くたびれないように労わってください。そして、糖尿病が急激に悪化した場合、膵臓がん発生の緊急通報かもしれないことも頭に入れておいてください。

膵臓はエッセンシャル・ワーカー

それと、血糖値について、もうひとつつけ加えておきましょう。

血糖値は、値が高くなるのを防ぐことも大切ですが、低くなりすぎるのを防ぐことも大切です。血糖値が高めの人はどうしても値を低くすることばかりに気を取られがちですが、実は血糖値が下がりすぎてしまうと非常に怖ろしいことになります。

人間の体の中でエネルギーを大量消費する代表格が筋肉と脳です。筋肉が大量にブドウ糖を消費するのは想像しやすいと思いますが、高度に発達した人間の脳もかなりのエネルギーを消費しています。

そのため、血糖値が下がりすぎて低血糖状態になると、脳へのブドウ糖の供給が十分ではなくなって、いわゆる低血糖症状が出現します。

典型的な低血糖症状は、ボーッとしたり、極端な場合には意識レベルが低下したりすることです。立ち上がったときにフラついて転倒してしまうようなことも少なくありません。もし意識が朦朧《もうろう》として、階段や駅のホームなどから落ちてしまったらそれこそ大事故になってしまいます。

私たちの脳は基本的にブドウ糖のみをエネルギー源としていて、しかも常時大量に消費しているため、血糖値が下がってブドウ糖の供給が不足してしまうと、たちまち機能停止へと追い込まれてしまうのです。意識を失ったりするだけならまだしも、下手をすると、それがもとで命を失うことにもなりかねません。

ですから、血糖値は高すぎるのも問題ですが、下がりすぎてしまうのはもっと怖い。血糖値の急激な低下は、時として私たちの生命を脅かすくらいの怖ろしい事態を招くと思っておくほうがいいでしょう。

このように、トラブルが起きないように血糖値の上がり下がりを日々コントロールしているのが膵臓の内分泌機能です。

私は、膵臓は、血糖値をコントロールする「司令塔」のような存在だと考えています。「司令塔」というと普通は脳のイメージが頭に浮かびますが、膵臓が血糖の調節をしてブドウ糖を安定供給していなければ脳は働くことができません。膵臓が間違って血糖値を下げすぎたら、脳はたちまち立ち行かなくなって司令塔の役割を果たせなくなってしまいます。つまり、膵臓は細胞社会のエッセンシャル・ワーカーとして、エネルギー供給というもっとも重要なインフラを掌握しており、実はこっそりと脳の命運も握っています。

血液中を流れるブドウ糖は、脳だけでなく、体中の細胞に必要な燃料であり、私たち人間のあらゆる活動に欠かせないものです。膵臓はその大事なエネルギーを供給するための最重要インフラを掌握することで、「エネルギー管理司令塔」の役割を果たしているのです。

ただ、その「エネルギー管理司令塔」は、かなりの危険物を扱っている「消化液生産ファクトリー」と同じ建物に同居しています。つまり、「エネルギーの管理コントロール室」のすぐ隣の部屋で、膵液というなんでも分解してしまう危険物が生産されているわけです。もし、その危険物がファクトリーから漏れ出しでもしたら、「管理コントロール室」のほうにも被害が及びかねません。

ですから、膵臓ではかなりヒヤヒヤもののアブナイ状況下で外分泌機能と内分泌機能のふたつのミッションが遂行されていることになります。ふたつとも私たちにとってものすごく重要な機能なのですが、ひとたび膵液が漏れ出したら一気にみんな崩壊してもおかしくない。そんな「いつ起こるとも知れぬリスク」がある中で外分泌と内分泌のたくさんの細胞たちが仕事を行なっているわけですね。

そういう「危うさ」が、膵臓という臓器の最大の特徴なのかもしれません。

たしかに膵臓は、このように「危うい臓器」です。そして、そういう危うい臓器だからこそ、私たちは膵臓の異変を早く察知して病気に陥るのを防いでいかなくてはなりません。

次章では、まず膵炎をはじめとした「膵臓がん以外の膵臓の病気」について述べていくことにしましょう。

第2章　膵臓の病気のこと、どれだけ知っていますか？

——慢性膵炎・急性膵炎・膵囊胞

慢性膵炎は膵臓の細胞がじわじわと破壊される病気

この章では、膵臓がん以外の膵臓の病気について述べていきます。代表的な疾患として、慢性膵炎、急性膵炎、膵嚢胞の3つを取り上げていきましょう。

まずは慢性膵炎。読んで字のごとく、慢性的に起こる膵臓の炎症です。

そもそも、膵臓の炎症というものは、膵臓が膵液によって自分自身を消化してしまうことで起こります。

先にも述べたように、膵臓内には膵管が水路のように張り巡らされていて、膵液は膵臓各所の細い分枝膵管から中央の太い主膵管へと注ぎ込んでいます。

こうした膵臓内のたくさんの膵管を「水道管」だとしましょう。この水道管の壁がしっかりしていれば問題はないのですが、もし、内側の壁に傷がついていたり亀裂が入っていたりしたらどうなるでしょう。

当然、水漏れを起こす危険が高まりますよね。

つまり、慢性膵炎とは、膵臓のあちこちの水道管（膵管）で微妙な水漏れ（膵液漏れ）

が発生している状態なのです。

最初のうちは亀裂からの水漏れはほんの少量ですが、なにせ膵液は危険な消化液なので、傷が広がって大量に漏れ出しでもしたらたいへんです。早急に水道設備の修理業者に電話をして漏れた箇所を修復しなくてはなりません。

そこで、水道設備の修理業者として駆けつけてくるのが免疫細胞です。免疫細胞は膵液漏れを止めるために、漏れている部位を修復しますが、その際、修復を確実にするために、補強のための線維組織をセメントのように塗り固めます。これがいわゆる「線維化」という現象です。細胞破壊と線維化が断続的に繰り返されると、膵臓全体で線維組織の割合が増えてきます。それによって膵臓はだんだん硬くなってきて、同時に機能も低下してきます。

さらに、こうした細胞破壊や線維化が進むと、膵管に狭い部分ができたり、膵液の成分が固まって石（膵石）ができたりして、膵液の流れが悪くなってきます。そして、膵液の流れが悪くなると、膵管の上流側で膵液がうっ滞するようになり、膵管内の圧が高まって、いっそうダメージの大きい膵液漏れや炎症が起こりやすくなっていくのです。

こういった悪循環によって、膵臓がどんどん自己破壊への道を歩んでいくのが慢性膵炎

● 慢性膵炎はどういう病気か

膵管の壁が傷つき、わずかに膵液が漏れる

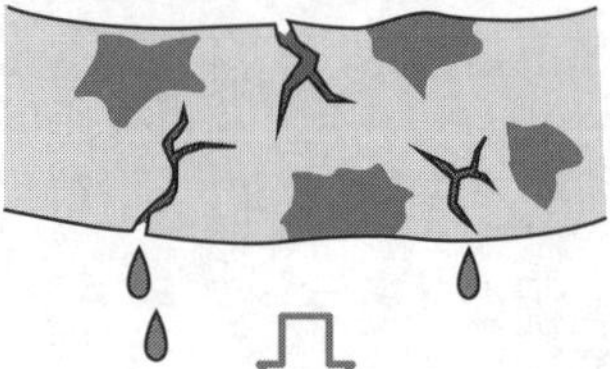

炎症によって細胞が破壊され、
線維化や萎縮が進行。膵石も発生

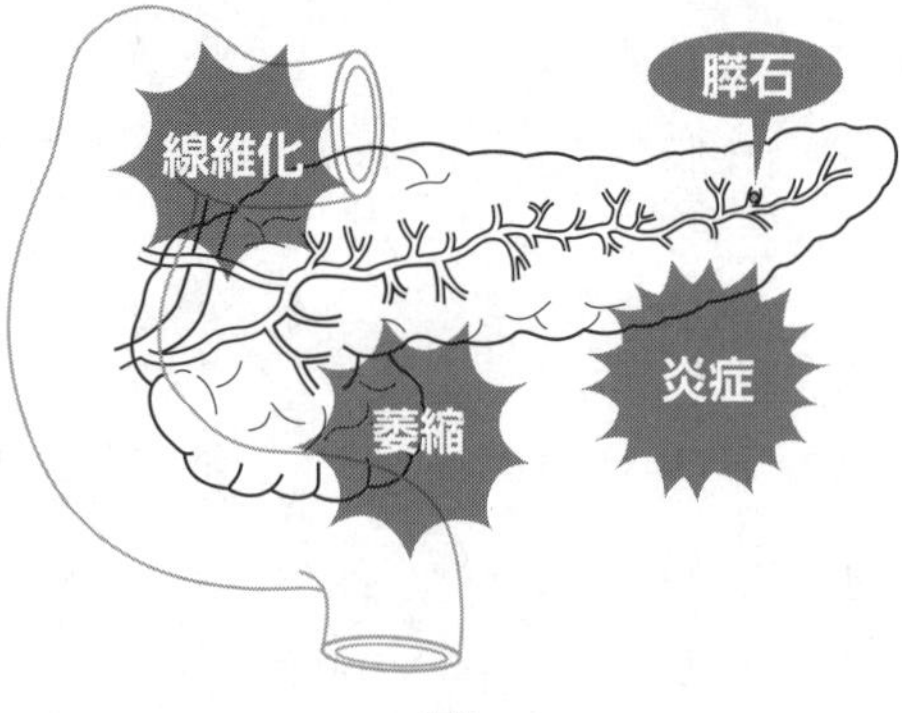

膵臓機能が徐々に低下。
膵臓がんを起こすリスクも高くなる

なのです。

長年にわたり大量のアルコールを飲んできた人は要注意

慢性膵炎には遺伝素因も関係していますが、何と言ってもいちばんのリスクファクターとされるのはアルコールです。

要するに、お酒の飲みすぎ。私もお酒は嫌いじゃないので偉そうに言える立場ではないのですが、飲みすぎが膵臓に悪いということは、疑いようのない事実。膵炎治療の専門家に聞いたところによれば、生まれてこの方これまで飲んできたお酒に含まれる純エタノールの合計量に従って膵臓の線維化が進んでいくのだそうです。

ただ、なぜアルコールが膵臓に悪いのかとか、膵管にどのような悪影響をもたらしているのかとか、どんな飲み方をしたらダメなのかとか、そうした具体的な部分は、はっきり分かっていないことが多いようです。

お酒に含まれる純エタノールで、1日20グラム以上飲むと膵臓に障害が出やすくなり、1日60グラム以上飲むとかなりリスクが高くなります。アルコールは飲めるか飲めないかの体質の違いもあるし、飲酒量も個人差が大きく、何よりも自分のトータル飲酒量をしっかり意識しないで飲み続けていると、膵臓が壊れてしまい、気がついたときには膵臓がボロボロになってしまいます。

自分がどのくらい純エタノールを飲んでいるかは、スマホのアプリでも計算できるので試してみてください。人によっては、自分で思っているより大量に飲んでいることが分かります。たとえば、焼酎やウイスキーはアルコール度数が高いので、少ない量でもたくさんのアルコールを飲んでいることになってしまいます。人生を楽しむためには、健康に注意して飲まなければ意味がありませんよね。

とにかくたしかなのは、飲みすぎはＮＧだということ。みなさんの中にもお好きな方が多いとは思いますが、「長年にわたってたくさん飲んできている人は慢性膵炎になっている、もしくはなりかけている」ということを頭に入れておくほうがいいと思います。医者にもお酒が好きな人が多いので、説得力に乏しいのは分かっているのですが……膵臓の健康が少しでも気になるのであれば節度ある飲酒を心がけるようにすべきでしょう。いまからでも遅くはありません。

なかには、アルコールをまったく飲まないのに慢性膵炎になる人も少なからずいます。

遺伝的素因が関係していたり、膠原《こうげん》病などの自己免疫性疾患が膵炎に関係していたりするケースも見られます。慢性膵炎の原因についてはまだ分かっていない点も多く、なぜ膵炎になったかの原因が特定できない場合も少なくないのです。

それと、喫煙習慣はやはり慢性膵炎に対しても大きなリスクファクターになるとされています。タバコはやめるのがいちばんだと思います。

慢性膵炎がある人は膵臓がんになりやすい

症状や治療についても述べておきましょう。

慢性膵炎は、膵臓内の細胞が持続的にダメージを受けて破壊されていく病気です。もとより膵臓の細胞は、外分泌細胞も内分泌細胞もかなりの予備力を持っているのですが、慢性膵炎が進行して線維化が進むと、その予備力も徐々に低下します。そして、予備力が底をつくと、いよいよ日常生活に必要な膵臓機能が不足してきます。このため、慢性膵炎の症状は、予備力があって「膵臓機能が保たれている時期」と、予備力がなくなって「膵臓機能が保てなくなってきた時期」とで大きく変わってくるのです。

膵臓機能が保たれている時期には、腹痛、腰や背中の痛み、吐き気、食欲不振、腹部膨も、軽い痛みが長く続いたり、重い痛みが間隔をあけて現われたりと、症状の出方は人によってさまざまです。

なお、こうした症状はどれもわりと馴染み深いものであるため、自分で「胃の調子が悪い」「おなかの具合が悪い」と決め込んで我慢してしまう人も少なくありません。でも、自己判断で長引かせていてもまったくいいことはありません。こういった症状が持続している場合は、一度、消化器専門医を受診して相談してみましょう。

一方、膵臓の予備力が残りわずかになって外分泌・内分泌の膵臓機能が不足してくると、腹痛、背部痛、吐き気などのそれまでの一連の症状はむしろ軽くなり、代わりに下痢、脂肪便、体重減少などが起こるようになってきます。つまり、外分泌機能が低下して炎症による症状が出なくなる半面、消化吸収の力が落ちるために脂肪が混じった下痢をするようになったり、栄養不良のために体重が減少したりするわけです。また、細胞破壊が進むと内分泌機能も落ちてインスリンの分泌が低下してくるため、糖尿病を発症したり、すでに糖尿尿の人は病状が悪化したりするようになります。

それと、忘れてはならないのは、慢性膵炎があると、膵臓がんを発症するリスクが高くなるという点です。

慢性の炎症によって膵管が持続的に破壊されると、それを修復するために膵管壁を内張りしている膵管上皮細胞の細胞分裂が活発になります。すると、高回転の細胞分裂によって遺伝子のミスコピーの頻度も高くなります。ご存じのように、がん細胞は遺伝子のミスコピーによってできた性格の悪い細胞です。後で改めて述べますが、この膵管上皮にできたミスコピー細胞が膵臓がんへと成長していくことになるわけです。

ですから、慢性膵炎がある人は、膵臓がんを警戒する必要があります。ある調査研究によれば、慢性膵炎がある人は、ない人と比べて膵臓がんの発症リスクが13倍になるそうです。

また、慢性膵炎を患っている人は、しばしば急性膵炎を起こすことがあります。この後に解説しますが、急性膵炎は激しい症状を引き起こすだけでなく、重症化すると全身の臓器に炎症反応が飛び火していろんな臓器や器官が機能不全に陥り、時に死に至る場合もあります。

ですから、決して慢性膵炎を甘く見ていてはいけません。慢性膵炎のある方は、適切に治療しておかないと、ゆくゆく膵臓がんや急性膵炎などの怖ろしい事態につながりかねないことをしっかり肝に銘じておくべきでしょう。

慢性膵炎の治療は、薬物治療が中心になります。

膵臓機能が保たれている時期で腹痛などの症状が強い場合は、鎮痛薬や鎮痙《ちんけい》薬が用いられ、そのほか、活性化した膵液の働きを抑えるために、たんぱく質分解酵素阻害薬が用いられます。

また、膵臓機能が保てなくなってきた時期には、外分泌機能を補うための消化酵素剤や、内分泌機能を補うためのインスリンが用いられます。つまり、消化液が出なくなってきた代わりに消化酵素剤を投与し、インスリンが出なくなってきた代わりにインスリンを投与するわけです。

それと、どちらの時期であっても、膵管の狭窄《きょうさく》がある場合は、内視鏡を用いて膵管の狭くなった部分を広げるためのステント（プラスチックでできた筒）を入れる場合があります。

さらに、数は少ないですが、こういった薬物治療やステント治療を施しても重い症状が治まらなかったり、膵石があって、膵管が詰まって炎症を起こしていたりする場合は、外科的治療として膵臓の切除術を行なう場合もあります。現に東京女子医大でも、年に2、3例くらい、慢性膵炎の患者さんの膵臓切除を行なっています。

アクティベートした膵液が体をどんどん溶かしてしまう

次は、急性膵炎について見ていきましょう。

急性膵炎は、慢性膵炎と同様に膵液が漏れ出して自分自身を消化してしまう現象なのですが、病名が表わしているように、膵臓の炎症が一気に激しくなる病態です。

ただ、ひと口に急性膵炎と言ってもその程度はかなり幅広く、気がつかないうちに数日で治ってしまうような軽症のものから、一刻も早く治療をしないと命に関わってくるような重症のものまであります。

軽症の場合の典型的な経過としては、初め「軽い胃痛のような痛み」が感じられ、その後、みぞおち部分に刺すような痛みが現われるようになります。立っていられないほどの激しい腹痛に見舞われることも少なくありません。また、腹痛だけでなく、吐き気や嘔吐が伴う場合もあります。

重症化してくると、発熱して冷や汗をかき、呼吸困難、頻脈、血圧低下、意識障害などの重篤な全身症状が現われます。重症化の兆候を見分けるポイントはこういった全身症状が見られるかどうか。全身症状が出てショック状態に陥ったら、救急車で病院へ行き早急に治療をしないと死に至る場合もあります。急性膵炎になった人のうち、このように重症化するケースはだいたい２、３割。さらに、重症化した場合の死亡率は約１割だとされています。

それにしても、なぜこうした激しい症状が引き起こされるのか。

そのいちばんの理由は、膵液がアクティベート（活性化）するからです。

先述したように、膵液はなんでも分解してしまう危険な消化液です。ただ、アクティベートされていない通常のモードで十二指腸に流れている分には、たとえ膵管という水道管の亀裂からちょろっと漏れ出したとしても、水漏れが起きた部位を免疫細胞がこまめに修復して大洪水を防ぎますので、そんなに急激に大問題を引き起こすことはありません。こういった程度の水漏れが繰り返されると慢性膵炎に至るのですが、一度に大きな被害を引き起こすことはありません。

● 急性膵炎はどういう病気か

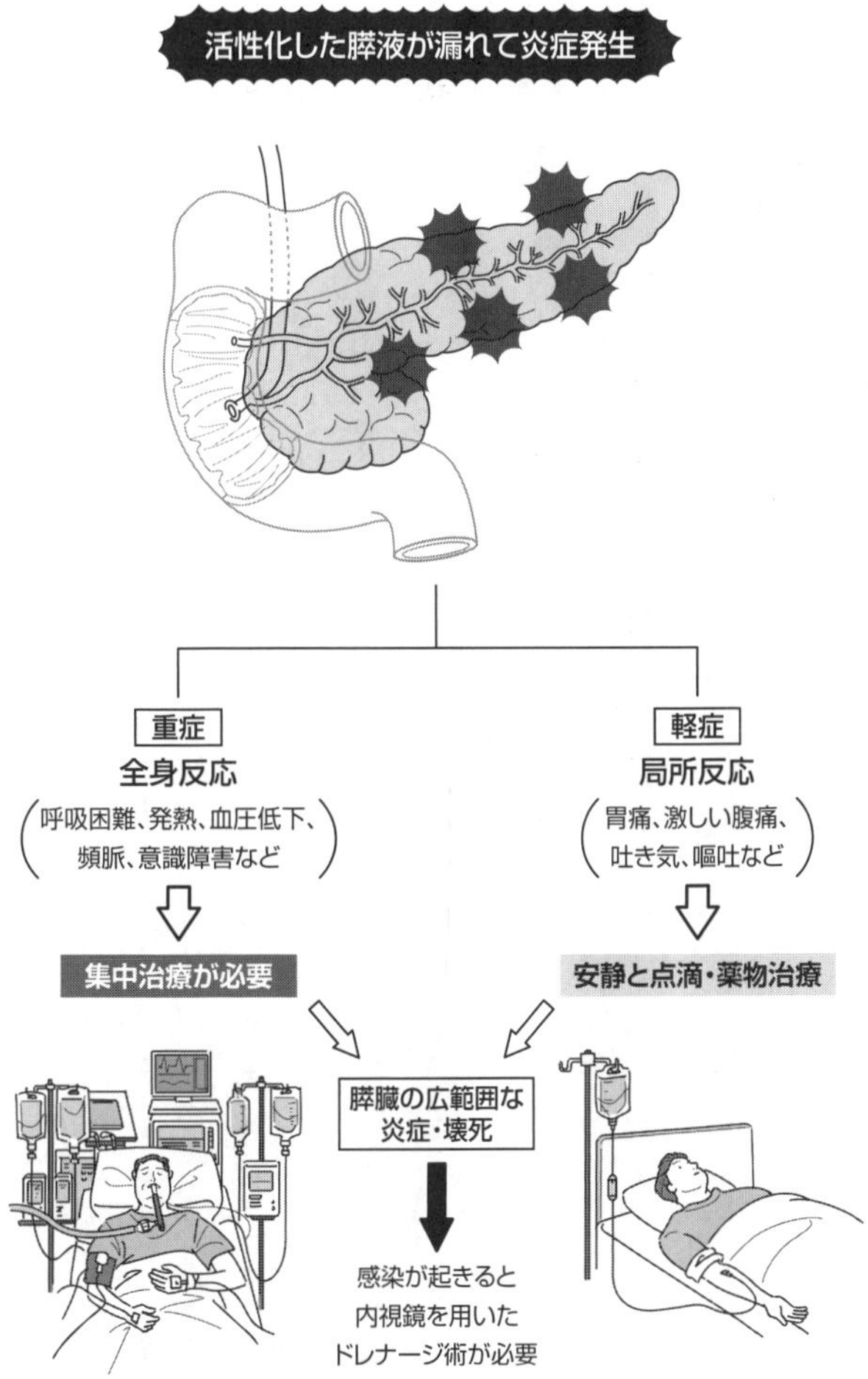

ところが、膵液がアクティベートしてしまうと話が違ってきます。アクティベートした膵液は、分解力が大きくレベルアップして自身の体の組織をどんどん消化してしまうようになります。そして、この活性化した膵液が漏れ出すと大洪水になります。膵臓内の細胞を破壊するだけでは済まないこともしばしば。すなわち、膵臓外にまで炎症を広げて、まず周囲の脂肪組織を溶かし、さらに悪化すると、血管や神経、他の臓器などを傷つけていってしまうのです。

そして、こうした一大事にまで至ると、体を守る免疫システムが体中のあちこちで連動して稼働し始めます。そうすると、いろんな臓器に炎症反応が飛び火して、さまざまな全身症状が引き起こされるわけです。

では、いったいどうして膵液が急にアクティベートするのか。

引き金になる主な原因は「アルコール」と「胆石」です。慢性膵炎のところでも述べましたが、アルコールそのものが膵液のアクティベートに直接関わっているのかどうかはよく分かっていません。しかし、長期大量飲酒の習慣がある人に急性膵炎を起こす人が多いのは事実です。また、普段たまにしかお酒を飲まない人が一度に大量のアルコールを飲んだときにも急性膵炎が起こる場合があります。

胆石については、胆嚢内や胆管内にできた胆石が胆管に下りてきて、十二指腸へ流れ出る直前のところの出口に詰まると、同じところに流れ出る膵液の流れを邪魔することになります。これによって、膵液の流れが堰《せ》き止められたり、胆汁が膵管内を逆流したりすることが膵液のアクティベートにつながると考えられています。先にも触れましたが、胆汁には膵液の消化力をパワーアップする働きがありますので、胆汁の逆流によって活性化が起こる可能性があります。

さらに、十二指腸内にいる大腸菌などの細菌が膵管内に入ってくると、その細菌が膵液をアクティベートしてしまうことがあります。たとえば、内視鏡的逆行性胆管膵管造影検査（ＥＲＣＰ）で十二指腸側から膵管内にカテーテルを入れたときなどに、細菌が膵管内に侵入します。

いずれにしても、何らかのきっかけで凶暴なほどにパワーアップした膵液は、火口から流れ出すマグマのごとく、周囲の組織を次々に呑み込んで溶かしていってしまうわけです。

急性膵炎は「原子炉のメルトダウン」のようなもの

東日本大震災の津波で原発がやられたとき、地元の方々はもちろんのこと、多くの日本人が恐怖と不安の中にいました。そして、毎日のようにニュースで「原子炉のメルトダウン」という言葉を耳にしていたと思います。

私もみなさんと同じように心を痛めて、また、事態収拾のために勇敢に活躍するいろんな職種の方々の姿を見て涙ぐみながら原発のニュースを見ていたのですが、「原子炉のメルトダウン」のニュース映像が、私にはいつも「重症急性膵炎の膵液漏れ」と重なって見えていました。

極端なたとえかもしれませんが、急性膵炎ではそれくらい怖ろしいことが起きています。

メルトダウンとは、原子炉内の温度が異常に上がってアクティベートされた核燃料が溶け流れ落ちる現象です。その結果、核燃料が原子炉の底を溶かして漏れ出し、放射能汚染が外部へ広がって、人命も危ぶまれ、取り返しのつかない事態になってしまったのが、あのときのあの事故です。

アクティベートされた膵液も、触れたものすべてを溶かしてしまうような危険物です。膵管や膵臓を突き破って漏れ出していき、それが広がってしまうと、その膵臓の持ち主の体は命を落としかねない非常事態に陥るわけです。

では、こういう事態から命を守るため、急性膵炎になった場合にどんな治療が行なわれるのでしょうか。

急性膵炎になったら、軽症でも通常は入院治療が必要です。

軽症の場合は、とにかく原子炉を止めて冷却します。膵液の働きを抑えつつ、痛みを軽減する薬物治療を行ないます。食事を摂ると膵液の分泌量が増えるので、栄養は点滴によって補給。そのうえで、消炎鎮痛剤などを使用して痛みを取り除いていくのです。そのほか、膵臓の自己消化を防ぐためのたんぱく質分解酵素阻害薬が投与され、必要に応じて、膵液が細菌感染でさらにアクティベートするのを防ぐための抗菌薬（抗生物質）が投与されます。

重症化が進んだ場合、原発事故の影響が「漏れ出した放射線の直接的な影響」だけでは収まらず、経済や治安上の問題を誘発して、日本国内のあちこちで大トラブルが発生する状況をイメージするとよく似ていると思います。

患者さんは、さまざまな全身症状にも対応できるように集中治療室（ＩＣＵ）に入り、点滴、呼吸、血液循環などを厳密に管理することになります。肺がむくんで通常の呼吸では酸素が十分に取り込めなくなると、気管にチューブを入れて高濃度の酸素による人工呼吸が行なわれます。また、腎臓に負担がかからないように透析器をつないで血中の有害物質を取り除く「持続血液透析濾過《ろか》法」が行なわれることもあります。メルトダウンした原子炉の核融合反応を止める作用を持つ「高濃度のたんぱく質分解酵素阻害剤・抗菌薬膵局所動注療法」なども施されます。

　こういった集中治療によって、国土全体が落ち着きを取り戻し、原子炉も冷却されて、メルトダウンが何とか収まると、次は、メルトダウンした原子炉やその建屋の清掃と修復作業が行なわれます。メルトダウンで発生したデブリ、つまり、炎症によって壊死《えし》した組織は、細菌感染が起きなければ時間をかけて静かに吸収されていくことが多いのですが、このぐちゅぐちゅとしたデブリがいったん細菌感染を起こすと非常に厄介です。高熱や痛みなどの苦しい症状が続くだけでなく、細菌が全身に広がってしまうと敗血症になり、再び危険な状態に陥ります。また、細菌の働きで漏れ出た膵液が再びアクティベートされると、周囲の血管や他の臓器に影響が及び、大出血や腸管の破裂など、新たな合併症が起こる危険性もあります。ですので、壊死組織が細菌感染を起こした場合は、ただちに除去する処置が必要になります。

　この場合、手始めに、皮膚からおなかに管を入れて吸い出す「経皮的ドレナージ術」、内視鏡を使って胃や十二指腸の壁を貫いて管を入れて吸い出す「内視鏡的ドレナージ術」などが行なわれますが、メルトダウンで発生したデブリには、破壊された原子炉の壁や建屋の柱、つまり膵臓や周囲の支持組織の残骸が一緒になって雑然としていますので、細い管だけではなかなか十分には吸い出しきれません。

かなり以前は、開腹して「壊死組織除去術」が行なわれていたのですが、あまり成績がよくありませんでした。なぜかというと、メルトダウンした原子炉の周りは、免疫細胞の活躍である程度コンクリート（線維組織）の壁で囲んで密閉されています。ところが、開腹手術ではこの壁をぶち壊す必要があります。

そこで、最近は「内視鏡的ドレナージ術」によって胃の壁を貫いてつくったルートを積極的に使います。このルートを内視鏡を使ってさらに大きく広げていくと、コンクリートの壁の破壊を最小限で済ませることができます。そして、このルートから内視鏡を使って壊死物質を除去します。ロボット掃除機を原子炉建屋に送り込んで遠隔操作で掃除をするようなイメージです。

同じように「経皮的ドレナージ術」でつくったルートを拡大して、腹腔鏡を使って掃除をする場合もあります。

こういった重症急性膵炎の治療は、入院期間が数か月に及ぶこともめずらしくありません。〝メルトダウン〟を起こして「凶暴な膵液が暴れ回った後の体」を元のように復興させていくには、それだけ時間をかけた治療が必要なのです。

なお、急性膵炎が比較的軽く済んだ場合も、それで安心してはいけません。後に解説しますが、コンピュータ断層撮影（ＣＴ）検査や磁気共鳴画像（ＭＲＩ）検査、超音波（エコー）検査などの画像検査をすると、膵管に狭い部分ができていて、実はそれが原因で急性膵炎を起こしていることがあります。膵管が狭くなる原因としては、膵炎に伴う線維化の場合も少なくないのですが、必ず膵臓がんを考えておかなければなりません。

膵管に狭い部分ができていて、さらにその部分に、画像検査で膵臓がんの塊《かたまり》がはっきり映れば、膵臓がんが原因であることはすぐに分かります。しかし、最近、塊になる前のステージ0の膵臓がん、すなわち「上皮内がん」でも膵管が微妙に狭くなって急性膵炎が起こることがわかってきました。

おなかが痛くなって軽い急性膵炎と診断されたとき、「ＣＴでもＭＲＩでも塊はないから膵臓がんはなさそうです。薬で治療するだけで大丈夫」と言われても安心してはいけません。これについては後からくわしく説明します。

良性？　悪性？　膵嚢胞にはいろいろなタイプがある

次は、膵嚢胞についてです。

〝慢性膵炎や急性膵炎は耳にしたことがあるけど、膵嚢胞という病名は聞いたことがなかった〟という方もおられると思います。

膵嚢胞は、膵臓の内部や周囲に発生する袋状のできもの。決してめずらしい病気ではなく、近年、画像検査の精度が上がったこともあって、膵嚢胞が見つかる人は増加傾向にあります。ただ、病名自体があまり一般に浸透していないため、医師から「膵臓に嚢胞がある」なんて言われると、心配で仕方のない状態になる人も多いかもしれません。

実際にそんなに心配な病気なのかと聞かれれば、答えはＹＥＳでもありＮＯでもあります。それというのも、膵嚢胞にはさまざまなタイプがあり、良性のものと悪性のものとが存在するからです。良性の膵嚢胞の中には放っておいても心配のないものもありますが、油断しているとがん化していくものもあるのです。

ですから、膵嚢胞に対しては、その膵嚢胞のタイプをよく見極めて対応していく必要があります。

では、代表的な膵嚢胞をざっと挙げておきましょう。

【非腫瘍性膵嚢胞】——腫瘍細胞がなくてもできる膵嚢胞

・仮性嚢胞
・貯留嚢胞

【腫瘍性膵嚢胞】——腫瘍の一部としてできる膵嚢胞

・膵管内乳頭粘液性腫瘍（ＩＰＭＮ）
・粘液性嚢胞腫瘍（ＭＣＮ）
・漿液《しょうえき》性嚢胞腫瘍（ＳＣＮ）
・膵神経内分泌腫瘍（Ｐ－ＮＥＴ）
・充実性偽乳頭状腫瘍（ＳＰＮ）

まず、おおまかな分類として、膵嚢胞は袋の中に何がたまっているかで分けると解りやすいと思います。

嚢胞の中に膵液がたまっているのが仮性嚢胞や貯留嚢胞です。これらの嚢胞は、腫瘍細胞ではない正常な細胞で形づくられているため、「非腫瘍性膵嚢胞」とも呼ばれます。嚢胞自体が悪性化することはありません。ただし、貯留嚢胞は腫瘍の周辺にできる場合があるので注意が必要です。これについては、後でくわしく触れます。

一方、嚢胞の中にとろみのある粘液が分泌されてたまっている膵嚢胞は、悪性化、つまりがん化する可能性があります。もっとも代表的なのが膵管内乳頭粘液性腫瘍（ＩＰＭＮ）で、また、粘液性嚢胞腫瘍（ＭＣＮ）も中身が粘液であり、こちらも悪性化するポテンシャルがあります。

さらに、嚢胞の中に漿液と呼ばれるサラサラした液体が分泌されてたまっているものもあります。漿液性嚢胞腫瘍（ＳＣＮ）がこのタイプです。粘液タイプが悪性化しやすいのに比べ、この漿液タイプは悪性化することがほとんどありません。

それと、嚢胞の中身がなんだかはっきりしないものもあります。これは膵神経内分泌腫瘍（Ｐ－ＮＥＴ）や充実性偽乳頭状腫瘍（ＳＰＮ）と呼ばれる固形の腫瘍の中にできる嚢胞です。何かの拍子に腫瘍の中で出血が起きたり、腫瘍の一部で血流が悪くなって壊死を起こして溶けて液体になったりしたものと考えられており、その部分がCTやMRI、エコー検査で他の嚢胞と同じように見えてしまうことがあります。嚢胞の有無にかかわらず、これらの腫瘍は転移を起こすことがありますが、進行が遅いのが特徴です。ただし、P－NETの中には、まれではありますが、すでに悪性化しているものもあるので注意が必要です。

そして、これら粘液や漿液がたまる膵嚢胞やP－NET、SPN内にできる膵嚢胞は腫瘍細胞の存在が絡んでいるため、ひとまとめにして「腫瘍性膵嚢胞」とも呼ばれています。

仮性嚢胞・貯留嚢胞

では、それぞれの膵嚢胞の特徴や治療法をもう少しくわしく述べていくことにしましょう。まずは良性タイプの「非腫瘍性膵嚢胞」からです。

【仮性嚢胞】

仮性嚢胞は、慢性膵炎や急性膵炎、腹部強打などによって膵臓の周囲に漏れ出した膵液がたまってできたものです。

仮性嚢胞ができる機序を水道管の破裂による洪水にたとえると、「路地の地下で水道管が破裂してアスファルトにできた大きな亀裂から水があふれ出す」↓「消防団員（免疫細胞）が駆けつけて水が広がらないように亀裂の周囲に土嚢を積む」↓「土嚢だけではなくて道路わきの民家のブロック塀（胃の壁など）も利用して水たまりを囲い込む」↓「水漏れの勢いが収まったら土嚢やブロック塀の周りをセメントで固めて水たまりの天井にも蓋をする」↓「いろんなもので囲まれて密閉された水たまり（仮性嚢胞）が完成する」という流れになります。このため、いびつな形状をした仮性嚢胞がしばしばあります。

膵液漏れによって仮性嚢胞ができる際には炎症が起きますので、通常は腹痛などの症状があります。炎症が治まれば症状はなくなり、「ただ、袋に膵液がたまっているだけの状態」になっていきます。また、仮性嚢胞自体には腫瘍細胞はなく、悪性化する可能性がないので、見つかっても無症状であれば経過観察が選択されるのが一般的です。そして、炎症が治まってしばらくすると、仮性嚢胞は自然に小さくなっていくことが多く、6週間以内に40%が消えるという報告もあります。

ですが、気をつけなければならないのは、むしろ膵液漏れが起きた原因です。

急性膵炎のところでも説明したように、急性膵炎の原因として、常に膵臓がんを考えておく必要があります。急性膵炎に伴って仮性嚢胞ができる場合、膵管のどこかに狭いところがある可能性が高く、そこに膵臓がんが隠れていないか調べる必要があります。繰り返しになりますが、CTやMRI、エコー検査で膵臓がんの塊がはっきり映れば膵臓がんの診断がつくのですが、塊になる前の「上皮内がん」でも膵管が微妙に細くなって急性膵炎が起こることが分かってきました。

比較的軽症の膵炎をきっかけに「上皮内がん」、すなわちステージ0の段階で膵臓がんが見つかれば、極めて高い確率で治すことができますので、こういうときにはしつこく調べておくべきなのです。

【貯留嚢胞】

貯留嚢胞は、簡単に言ってしまえば、膵臓の中にできる「膵液の水たまり」です。膵管の中でも比較的細い分枝膵管の部分で膵液の流れが悪くなってうっ滞を起こすと、（ごく限られた部分ですが）それよりも上流が膨らんできます。その丸く膨らんだ膵液のたまり部分が嚢胞として認識されているのです。サイズの小さな膵管内乳頭粘液性腫瘍（ＩＰＭＮ）と区別することが難しいため、あっさりとＩＰＭＮと診断されてしまっているケースが多いのが実情です。

　貯留嚢胞であれＩＰＭＮであれ、サイズが小さくて時間が経っても大きさやかたちに変化がなければ、何もせずに経過観察するのが、つい最近までは普通でした。

　しかし、貯留嚢胞をめぐっては、近頃、その対応が大きく変わりつつあります。

　それというのも、貯留嚢胞の原因、つまり膵管が狭くなる現象があると、仮性嚢胞と同じようにその部位には「上皮内がん」が発生しているケースがあることが分かってきたのです。

　もちろん、貯留嚢胞があれば必ず上皮内がんが見つかるわけではないのですが、貯留嚢胞があるということが、膵臓がんを超早期に見つけるための足掛かりのひとつとして注目されています。

　そのため、最近では、貯留嚢胞が見つかると、念のために患者さんに超音波内視鏡（ＥＵＳ）による精密検査を勧める動きになってきています。くわしくは、後の章で改めて述べることにします。

腫瘍イコールがんとは限らない――腫瘍は「ちょい悪」から「国際マフィア」まで

次に「腫瘍性膵嚢胞」です。そのネーミングが表わしている通り、腫瘍細胞が関係してできる膵嚢胞です。

それぞれの膵嚢胞の特徴を述べる前に、「腫瘍」について言及しておきましょう。

ご存じのように、人間の体は同じ遺伝子を持った無数の細胞でできていますが、それぞれの細胞はそれぞれの場所で違う格好をしており、それぞれの役目を持って細胞社会を形成しています。そして、これらの細胞は、一定の周期で定年を迎えて後輩の細胞と入れ替わります。これを新陳代謝といいますが、このスムーズな代替わりは、細胞分裂、つまり同じ細胞の正確なコピーによって繰り返されています。

腫瘍細胞は、この細胞のコピー過程で発生します。細胞分裂の過程で遺伝子のミスコピーが起きて、そのために「できそこないの細胞」が生まれるのです。このできそこないの細胞は、何かが足りないひ弱なタイプばかりではありません。なかには他の正常な細胞よりも強い生命力を持っていて身勝手なふるまいをするような、人間で言うと「悪童」タイプが生まれることがあるのです。

そうなんです、この悪童タイプのできそこない細胞が「腫瘍細胞」です。そして、この腫瘍細胞が異常に増殖し、複数の細胞で集団を形成したものが「腫瘍」です。

腫瘍細胞が生まれる原因である遺伝子のミスコピーは、当たり前のことですが、細胞分裂の頻度が高いほど起こる確率が上がります。

人間の体の中で細胞分裂の頻度が高い、すなわち新陳代謝の活発な部位としては、体表の皮膚とか、体内であれば胃腸、気管支・肺などの粘膜や上皮といった、外界もしくは外界から入ってくる物質（空気や食べ物など）とダイレクトに接する部位が代表的です。そして、膵管のように取り扱い注意の危険物であるスーパー消化液をつくって、なおかつその危険物が流れる水路の壁の内張りを務める膵管上皮細胞たちも、激務ですから頻回に選手交代が必要になります。さらに慢性膵炎などで持続的に膵管壁が破壊されると、それを補修するために、やはり膵管上皮細胞の分裂が活発になります。

腫瘍細胞は少々急ぎ気味のマイペースで細胞分裂を繰り返すことで、仲間というかクローンを増やしていきます。表現（ヘアスタイル）の自由が著しく制限されていた40年前（著者が学生の頃）の話でたとえると、3年A組のちょい悪の○○君が、夏休み明けにリーゼントにして登校してきたと思ったら、1週間後にはリーゼントの生徒がふたりになって、学期末には10人くらいになっているような感じです。

　これは膵臓の病気に限らずですが、おそらく「腫瘍」というと、ほとんどの人ががんを思い浮かべるのではないかと思います。しかし、「腫瘍＝がん」とは限りません。腫瘍には良性のものもあれば、悪性のものもあるのです。人間で言うと、ちょい悪の不良から本物の不良、チンピラ、そしてやくざまで、社会に対する影響の度合いが変わってくるのと似ています。

　ちょい悪の不良だと見た目は怖くても、意外に先生の言うことを聞いて、朝礼のときなどもきちっと整列しています。この程度なら少々定員オーバーになっても、もともとの臓器や組織にあまり影響を及ぼしませんので良性です。

　初めの遺伝子ミスコピーではちょい悪の不良になることが多いのですが、腫瘍細胞は普通の細胞と比べると細胞分裂の頻度が高いため、さらに新たなミスコピーが加わって、ちょい悪の不良から本物の不良、そしてチンピラ、やくざへと成長していきます。そうやって良性だった腫瘍の悪性度が段階的に上がって、やがてはがんに変わっていくのです。もちろん、なかには初めからチンピラとかやくざになる輩《やから》もいます。

本物の不良になると、翌日にふたりになってその次の日は4人になり、これまでよりもハイペースで増え始めます。このくらいのワルになると更生が難しいため、「がん」という診断がつきます。ただし教室内に留まっているので超早期の「上皮内がん」です。

そして、さらにチンピラややくざになると一気に数が増えて、教室の窓や壁を壊して廊下に飛び出していって隣の教室まで侵入していきます。これは明らかに悪性つまり「がん」です。このように悪性の腫瘍細胞が徒党を組んで周囲の組織を破壊する行動を医学用語で「浸潤《しんじゅん》」といいます。

さらに、自分の学校から飛び出して、街中やもっと遠いよその土地でも破壊活動をするようになると、いよいよ広域暴力団か国際マフィアと呼ばれるようになるわけですが、これを医学用語では「転移」と呼びます。

これから述べる腫瘍性膵嚢胞も、腫瘍細胞があるからといってすべて悪性だとは限りません。ずっと良性のまま害を及ぼさないこともありますし、良性から悪性へと変わってがんになっていくこともあります。

IPMNの悪性化兆候は「超音波内視鏡」で見つけるほうがいい

では、以上のことを頭に入れていただいたうえで、膵管内乳頭粘液性腫瘍（ＩＰＭＮ）から順に見ていくことにしましょう。

【膵管内乳頭粘液性腫瘍（ＩＰＭＮ）】

ＩＰＭＮは、膵管上皮細胞から発生する腫瘍性の嚢胞で、袋の中には腫瘍細胞がつくったドロッとした粘液がたまっています。これまでは膵嚢胞の中でももっとも診断件数が多いタイプと考えられてきたのですが、ひょっとしたら、実はそんなに多くはないかもしれません。

なぜかというと、比較的小さな嚢胞が見つかると、実際に嚢胞の内容が粘液かどうかが不明なまま、「ＩＰＭＮの疑い」という診断名が安易につけられる傾向があったからです。

何ものかが分からない以上は、腫瘍性病変を疑って定期検査で監視する必要がありますが、定期検査をするためには、そういった診断名を登録しなければ保険診療として継続しにくくなります。それに、その嚢胞が仮に貯留嚢胞だったとして、貯留嚢胞は非腫瘍性膵嚢胞なので、「貯留嚢胞と上皮内がんの関連性を認識していない医師」にとっては、単なる良性病変にすぎません。「良性なら継続的な経過観察さえ不要でしょう」ということになると思います。さらに、患者さんも良性の診断名だと「なんでそんなに定期検査がいるの」という感じになるので、思いつく診断名としてとりあえず無難なところでＩＰＭＮと診断されるというパターンが結構あるように思うのです。

しかしながら、先述したように、とくに単発の小さな嚢胞の中には、上皮内がんのサインである「貯留嚢胞」が混ざっていることがあるので要注意です。

ひとまず話をＩＰＭＮに戻しましょう。ＩＰＭＮは主膵管（膵臓中央を貫くメインの太い膵管）にできるタイプと、分枝膵管にできるタイプ、その両方にできるタイプがあり、それぞれ主膵管型、分枝型、混合型と呼ばれます。主膵管型のＩＰＭＮの特徴は太くなった主膵管であり、嚢胞状ではありません。そのため、ここでは嚢胞として見つかる分枝型、もしくは混合型のＩＰＭＮについてお話しします。

ＩＰＭＮは単純な丸い嚢胞の場合もありますが、膵管に沿っていくつかの嚢胞が集まってできていることがしばしばあります。よく、ブドウの房のような形状と言われるのですが、それぞれの嚢胞の大きさがまちまちなことが多く、（ブドウの房と言われるとある程度大きさのそろった球体の集まりを想像するので）私はちょっと違うように思います。まあ、私の個人的な意見はさておき、一般的には「ブドウの房のようになっているのが特徴」だと言われていて、この「ブドウの房」は膵臓内のあちらこちらにできる、つまり多発するケースもあります。

ＩＰＭＮは何年たっても大きさに変化がない場合もありますが、徐々に大きさが増していくことがあり、大きくなるにつれて悪性レベルが上がり、やがてがんになる場合もあります。そのため、以前はＩＰＭＮの大きさだけを基準にして切除手術が行なわれていた時期もありました。

しかし、大きい状態で初めて見つかっても良性である場合が多く、また、大きくなるスピードもゆっくりで、何年もかけてじわじわと大きくなることが多いことが分かってきたため、いまでは良性の状態で見つかった場合は、大きさに関わりなく経過観察をするのが一般的です。もちろん、定期的に精密検査をして、悪性化しそうな兆候が見えてきたら手術を検討することになります。

では、ＩＰＭＮが悪性化しそうな兆候はどうやって探すのか。

これについては、以前は、嚢胞の壁の性状、とくに「結節（腫瘍細胞の小さな塊）のあるなし」が重要な判断基準でした。すなわち「嚢胞の壁にできた結節が5ミリ以上になったら早く手術しよう」といった具合に判断されていました。

先述したように、以前はこれに加えて「嚢胞の大きさ」も重視されていました。すなわち、「嚢胞の大きさが3センチ以上になったら手術しよう」といった具合です。

これは、手術で切除したＩＰＭＮをたくさん見てきた私の個人的な印象なのですが、嚢胞の壁は結構薄い。そのため、とくに嚢胞が膵臓の外まで膨らんでいる場合は、薄い壁がゴム風船のように少しずつ引き伸ばされて、悪性化とは関係なく嚢胞が大きくなることは十分にあり得ます。

いずれにしても、大きさに関する判断基準は、この数年でほぼなくなりつつあります。その最大の理由は、「超音波内視鏡（ＥＵＳ）」という検査法が出てきて、これを用いてＩＰＭＮを調べると、かなり精度の高い判断ができるようになってきたことです。

超音波内視鏡は、内視鏡の先端につけた超音波（エコー）装置を口から胃へと挿入し、胃や十二指腸の壁越しに超音波装置で膵臓の状態を観察する検査機器です。膵臓はちょうど胃の真裏に横たわっているので、これを用いれば、胃の壁1枚を通して、かなりクリアな状態で膵臓全体を映し出して観察することができます。しかも、かなり拡大した画面で観察できるため、細部にわたって悪性化しそうな兆候があるかどうかをチェックすることができるわけです。

ちなみに体の表面から超音波装置で膵臓を観察しようとしても、間に胃や大腸が挟まります。胃や大腸には空気がたまっており、超音波が空気を通過しないため、なかなか膵臓をくわしく見ることができません。

その点、超音波内視鏡では、ＩＰＭＮの丸い嚢胞の壁が分厚くなっていないかとか、結節ができていないかなどを、ＣＴやＭＲＩの何倍も細かく調べることができます。このように、いまは超音波内視鏡で定期的にチェックをするほうが、高い精度で悪性化の兆候を見つけられるようになってきているのです。

ただし、超音波内視鏡の操作には高いスキルが必要になります。また、病変を的確に見分けるためにはそれなりの経験も必要です。当然、超音波内視鏡を扱う人によって、診断の精度には大きな差が出ることになります。腕のいい医師なら細かい部分まで調べて確実に怪しい兆候を捉えられますが、超音波内視鏡を扱い慣れていない医師や、慣れていても膵臓の病気の診断経験の浅い医師だと、怪しい兆候を見逃してしまうことがあります。

ちなみに、私のもとで膵臓手術を受けていただいた患者さんの多くは、東京女子医大の私の同僚である菊山正隆准教授の超音波内視鏡検査を受けた方々です。

菊山准教授は超早期膵臓がん診断のパイオニアであり、この分野では日本国内のみならず世界的にもトップランナーです。レジャー好きでこんがり日焼けしているとはいえ、初老のおじさんが、しばしば夜中に手書きの大学ノートを持って医局の電子カルテの前に座って1時間以上調べ物をしているので、何かと思って覗《のぞ》いてみると、自分が検査した患者さんが手術を受けて、その結果、病変部の病理診断結果がどうだったのかを片っぱしからチェックしていました。いわゆるちょっと怪しげな「オタク」なんですが、超音波内視鏡を操って超早期膵臓がんの怪しい所見を見つける腕と眼と、そして情熱は超一流です。

「貯留嚢胞」とＩＰＭＮの関係については先にも述べましたが、もう少しつけ加えておきましょう。

少し前までは「ＩＰＭＮがあると、その近くの場所に膵臓がんができやすいので要注意」とも言われていました。しかし、菊山准教授はこの点に対しても疑問の目を持って研究に取り組んでいます。先述したように、「ＩＰＭＮと診断されていたものが、実は上皮内がんの影響でできた貯留嚢胞であるケースが意外に多いのではないか」という疑問です。

もっとも、このあたりをどう捉えるかに関しては、まだまだ膵臓病を専門とする消化器内科医や病理医によって評価がまちまちであり、治療対応にも温度差があって定まっていないのが現状です。

しかし、菊山准教授の診断に従って私が実際に膵臓を切除した患者さんで、すでに菊山准教授の主張を裏づける事実が証明されており、これから先、世界中でこの方向に向かっていく可能性は十分にあると思います。

とにかく、少し前までは、膵嚢胞がＩＰＭＮであれば「超早期の上皮内がん」を見つける足掛かりになるというのが、診断のロジックでした。そのため、膵嚢胞が見つかると何でもＩＰＭＮと言って疑わしきものを早めに手術するような傾向がありました。

それが、最近は、膵嚢胞があってもＩＰＭＮで間違いなければむしろゆっくりと経過観察、ＩＰＭＮの確固たる証拠がなければ貯留嚢胞を疑って精密検査を進めていき、その中から「超早期の上皮内がん」を見つけて手術を検討するという流れになりつつあります。

それではどうやって「超早期の上皮内がん」を診断するのかについては、後ほどくわしく解説することにしましょう。

ともあれ、ＩＰＭＮが気になるみなさんは、「少し前」と「いま」とでは、ＩＰＭＮに対する対応の仕方が変化してきているということを頭に入れておいてください。

MCN、SCN、P-NET、SPN

ＩＰＭＮ以外に、そこそこの頻度で見つかる腫瘍性膵嚢胞は、粘液性嚢胞腫瘍（ＭＣＮ）、漿液性嚢胞腫瘍（ＳＣＮ）、膵神経内分泌腫瘍（Ｐ－ＮＥＴ）、そして充実性偽乳頭状腫瘍（ＳＰＮ）の４つです。それぞれ順に述べていきましょう。

【粘液性嚢胞腫瘍（ＭＣＮ）】

粘液性嚢胞腫瘍（ＭＣＮ）は、ＩＰＭＮと同様に内部にドロッとした粘液をためる膵嚢胞で、ここで解説する４つの中では唯一、悪性化して「膵臓がん」に変わるポテンシャルを持っています。

患者さんのほとんどが女性で、ＩＰＭＮと形状が似ていて間違われることも多いのですが、ＩＰＭＮと比べると、嚢胞の壁がやや分厚いのが特徴です。

ＭＣＮは無症状で大きくなってから発見されることが多いのですが、大きくなってもなかなか悪性化することはありません。悪性化率はＩＰＭＮよりも低いことが分かっています。それでもやはり、長年にわたって放っていると、悪性化してがんになっていくことがあります。そのため、サイズが小さいうちはＩＰＭＮと同様、定期的にチェックをして、大きくなってきたり悪性化を疑う所見が見られるようになってきたりしたら、手術を行なうことが勧められます。

悪性化を疑う所見については、ＩＰＭＮとほぼ同様で、嚢胞の壁に結節ができたり、壁が部分的に分厚くなってきたりすると、「早めに手術で切除しておきましょうか」ということになります。くわしい診断には、やはり超音波内視鏡が有用です。

【漿液性嚢胞腫瘍（ＳＣＮ）】

漿液性嚢胞腫瘍（ＳＣＮ）は、中に水のようにサラサラとした漿液がたまっている膵嚢胞です。

こちらはほぼ良性で、ほとんど悪性化しませんので、ＳＣＮで間違いなければ手術で切除する必要はなく、経過観察の対象となります。

ただし、できる場所が悪いと周囲を圧迫することで膵臓の中を通過する主膵管や胆管の流れを邪魔するので、膵炎や黄疸を引き起こすことがあります。そういう場合は、他の悪性の腫瘍との見分けがつきにくいですし、膵炎や黄疸を繰り返すのはよくないので、結局、手術を勧められることになります。

また、悪性化はしないものの腫瘍細胞でできているということもあり、極めてまれなことですが、膵臓から他の臓器に転移することがあります。もっとも、転移をしても命に関わるようなことはまずありません。

「腫瘍」の解説のところで「転移」する腫瘍は広域暴力団か国際マフィアと書きましたが、ＳＣＮの転移に関してはちょっと違っていて、ちょい悪の不良の集まりの一部が何を思ったか突然転校して、転校先でもそこそこまじめに学校生活を送っているような感じです。そのため、転移してもＳＣＮと分かっていれば、泳がせておくという選択肢もありますが、こちらも他の腫瘍との見分けがつきにくいため、やはり手術を勧められることが多いです。

一般的に、消化器系の臓器にできる腫瘍の細胞は、量の多い少ないはあるのですが、漿液、ないし粘液を分泌しています。そして、粘液には、漿液に近いサラッとしたものから、かなりネバネバしたものまでいろいろあります。

私の印象でしかありませんが、腫瘍細胞の性格の悪さと分泌物のネバネバ度はある程度関連しているのかもしれません。性格のよいＳＣＮは一生サラサラ系です。一方、ＩＰＭＮは悪性化してくると、分泌される粘液の粘度も上がるため、粘液が流れ込んだ膵管内で膵液の流れを悪くするために、膵管の拡張が目立つようになったり膵炎を起こしやすくなったりするのではないかと思います。余談になりましたが、とにかく粘液がたまっている嚢胞はタチが悪くなる可能性があって、漿液がたまっている嚢胞はタチが悪くないということです。

ただし、たまっているものが漿液か粘液かは、画像検査だけでは分かりにくいのが現状です。しかも、嚢胞を針で刺してたまったものを調べる検査（穿刺《せんし》吸引細胞診検査：ＦＮＡと呼ばれています）を行なうと嚢胞が破れてしまいます。万が一、タチの悪い細胞が潜んでいると、破れたところから脱走しておなかの中に広がって、広域暴力団になってしまう危険性があります。なので強制家宅捜査（ＦＮＡ）もなかなかできないわけです。

その結果、ＳＣＮとＩＰＭＮの見分けがつかず、ＩＰＭＮだろうと思って手術で取ってみたら、結局、ＳＣＮだったということもたまに起こります。

なお、ＳＣＮには１ミリ以下の小さな嚢胞がたくさん集まってできているタイプがあります。皿洗いやお風呂で使うスポンジのようなイメージです。水を含んだスポンジのように小さな空洞にたっぷりの漿液を含んでいますが、それぞれの小さな嚢胞の壁には細い血管がしっかり張り巡らされているので、とても血の巡りがよく、造影剤を血管に点滴しながら撮影する造影ＣＴ検査などで見ると、嚢胞というより、とても血の気の多い腫瘍の塊のように見えます。

そのため、次に解説するＰ－ＮＥＴなどと見分けがつかないこともあります。超音波内視鏡は、これをしっかり見分けるためにも大活躍します。

【膵神経内分泌腫瘍（Ｐ－ＮＥＴ）】

膵神経内分泌腫瘍（Ｐ－ＮＥＴ）は、膵臓内の「ランゲルハンス島」の細胞から発生する腫瘍です。先述したように、ランゲルハンス島は、インスリン、グルカゴン、ソマトスタチンなどのホルモンをつくっているところです。

Ｐ－ＮＥＴのうち、インスリンをつくる性格を持つものを「インスリノーマ」、グルカゴンをつくる性格を持つものを「グルカゴノーマ」、ソマトスタチンをつくる性格を持つものを「ソマトスタチノーマ」と呼びます。もっとも、こういったホルモンをつくる性格を持つＰ－ＮＥＴ（機能性Ｐ－ＮＥＴ）の割合は少なく、大半のＰ－ＮＥＴはホルモンをつくっていないタイプのもので、非機能性P-NETと呼ばれます。なお、ホルモンをつくるタイプの機能性P-NETの中では、インスリノーマがいちばん多くて、グルカゴノーマやソマトスタチノーマはめったに見られません。

　私たち膵臓専門医のもとには数少ないP-NETの患者さんが集まってきますが、年間数十名の患者さんを診ていて、そのほとんどが非機能性P-NETで、たまにインスリノーマの患者さんが見つかるような感じの割合です。

　P-NETは〝血の気の多い腫瘍〟なので、造影CT検査などで見ると、比較的くっきり映って見えます。そして、分泌物がたまったり、何かの拍子に内部で出血が起きたり、腫瘍の一部の血流が悪くなって壊死を起こし、溶けて液体になったりすると、その部分がCT検査やMRI検査で他の膵嚢胞と同じように見えて、たいへん区別がつきにくくなることがあります。

　この場合もやはり超音波内視鏡の出番です。CT検査やMRI検査で小さなIPMNと診断されて経過観察されていたものが、超音波内視鏡検査を勧められて念のため受けたところ、実はP-NETだったということは、最近ちょこちょこ聞く話です。もっとも、そんな小さなP-NETは、結局のところ経過観察になることがほとんどなのですが……。

Ｐ－ＮＥＴはわりと悪性度が低く、進行も遅く穏やかであるのが普通です。
神経内分泌腫瘍（ＮＥＴまたはＮＥＮ）という種類の腫瘍は、膵臓以外の臓器にもできることがあります。膵臓のランゲルハンス島の細胞と同じように、ホルモンをつくる細胞が胃や腸の壁の中にも存在し、そういったところから膵臓と同じように消化管ＮＥＴが発生するのです。

かなり以前の話になりますが、ＮＥＴは「カルチノイド」と呼ばれていました。いわゆる「がん」のことを英語では「キャンサー」もしくは「カルチノーマ」と呼ぶのですが、「カルチノイド」というのは「がんもどき」という意味です。ただ、「がんもどき」だからと言って決して安心はできません。なかにはタチの悪いのがいます。

細胞分裂の程度によって悪性度を３段階にクラス分けする分類法があるのですが、これでもなかなかすっきりと分かれません。Ｐ－ＮＥＴはＳＣＮのさらに何倍も気まぐれで、悪性度によらず勝手に転校する連中（腫瘍細胞）がいて、膵臓周辺のリンパ節や肝臓に散らばってたむろします。もちろん、サイズが大きいほど勝手に転校する腫瘍細胞が現われる傾向があるのはたしかなのですが、その気ままな行動を予測するのが難しく、結局のところ、大きさが1センチ以上になったら手術で切除することが推奨されています。

ただし、P-NETが機能性であった場合は話が違ってきます。たとえば、インスリノーマができると、大量のインスリン分泌によって血糖値が下がりすぎて、しばしば低血糖症状が出てきます。めまいや冷や汗、ひどいときは意識が朦朧として転倒事故などを起こすことがあります。そのため、インスリノーマの患者さんは、そういう症状が出ないように自然と（血糖値を上げるために）たくさんの量、たくさんの回数を食べるようになってだんだん肥《ふと》ってしまう傾向があります。

インスリノーマはほとんどが良性なので、手術で切除すれば治りますし、手術の際も、インスリノーマだけをくり抜くような手術が可能な場合もあります。

ただし、多発性の場合もあります。そのため、選択的動脈内刺激薬注入法（SASIテスト）による精密検査を受けて他にもインスリノーマが隠れていないかを確認する必要があります。

【充実性偽乳頭状腫瘍（SPN）】

充実性偽乳頭状腫瘍（SPN）もMCNと同じように女性に多い腫瘍です。年齢も20〜

30歳代で見つかることが多く、どちらかというと膵体尾部に発生しやすい傾向があります。Ｐ－ＮＥＴと同じように、何かの拍子に内部で出血が起きたり、腫瘍の一部の血流が悪くなって壊死を起こして溶けて液体になったりして、内部に嚢胞を形成します。

悪性度はそれほど高くなく、不良程度の顔つきなのですが、切除手術を受けた後も含めてかなり長い経過を見ると、10％程度の患者さんで転移・再発を起こすという報告もあります。ＳＰＮと診断された場合は、手術による切除が勧められます。

第3章 膵臓がんを知る

——膵臓がんの基礎知識・検査法・手術法

タチの悪い相手のどこを攻略すればよいのか

膵臓がんは、あらゆるがんの中でも、もっともタチの悪いがんです。ほとんど症状がないまま進行してしまい、見つかったときにはもう手術できない状態であることが少なくありません。進行すると治療が難しくなるのも事実ですが、何よりも「早期発見」がとても難しいというのが、生存率が極端に低くなっている理由です。

たしかに手ごわい相手です。

でも、だからといって〝敵〟の正体もよく分からないまま怖れていても、何も解決しません。

これからいよいよ膵臓がんという病気について踏み込んでいくわけですが、この章では、〝敵〟のどういう点が厄介なのか、どういう手段で〝敵〟に対抗していけばいいのかという具体的なことをお話ししていきたいと思います。

ですが、その前にほんのちょっとだけ基本的なことを解説いたします。

これは、膵臓がんに限らず言えることですが、がんの発生経路は大きくふたつに分けられます。ひとつは、初めの遺伝子ミスコピーでちょい悪の不良になって、これらが頻繁に細胞分裂を繰り返すうちに、さらに新たな遺伝子ミスコピーが何度か加わることで、本物の不良になって、チンピラ、やくざへと、ある程度時間をかけて成長していく経路（段階的発がん経路）です。

そしてもうひとつは、突然変異的にいきなりチンピラややくざ細胞が現われる経路（突然変異的発がん経路）です。こちらの経路では時間を要せずに悪性化するためか、患者さんの平均年齢は低くなります。発生頻度は段階的発がん経路よりかなり低いのですが、一気に悪性化して浸潤がんになるため、膵臓がんでなくても早期発見はほぼ不可能です。そのため、これからお伝えする膵臓がんの「早期発見」の話は、前者の段階的発がん経路を対象とした内容となります。

膵臓がんの段階的発がん経路として昔からよく知られているのは、膵管内乳頭粘液性腫瘍（ＩＰＭＮ）や粘液性嚢胞腫瘍（ＭＣＮ）などの膵嚢胞が悪性化して膵臓がんになっていくケースです。これらに加えて、最近、膵上皮内腫瘍性病変（ＰａｎＩＮ：パニン）が注目されています。こちらも同じように膵管の上皮内にちょい悪の腫瘍細胞が発生するのですが、こちらは嚢胞などの目立った形態的変化を見せることなく、静かに悪性度を上げていきます。そのため、ともすると突然変異的発がん経路と思われがちですが、実際には段階的に悪性度が上がっていきます。

ＰａｎＩＮとＩＰＭＮをどのように区別すればよいのか、膵臓を専門とする消化器内科医や病理医の間でも意見が分かれているのが現状です。さらに言うと、どちらもちょい悪の腫瘍細胞が個別にあちこちにできる、つまり多発する傾向があることが分かっていて、ＩＰＭＮとＰａｎＩＮが混在して多発していることもあります。

これは「金髪の不良がいるのは3年A組だけかと思ったら、C組にもいるし、2年や1年の教室には金髪ではなくリーゼントの不良もいるじゃないか！」という感じです。しかも、彼らは別々の教室でそれぞれ個別にミスコピーが起きて生まれてきたものなのです。

いまのところ、ＩＰＭＮとＰａｎＩＮは別の病気として扱われているのですが、直感で仕事をしがちな外科医の私などは、金髪（ＩＰＭＮ）だろうがリーゼント（ＰａｎＩＮ）だろうが、所詮どちらも似たようなちょい悪の不良で、いつかは同じやくざ（膵臓がん）になっていくのですから、分けて考える必要はないのではないかと思ったりもします。このあたりのことはこれから解明されていくでしょう。

ちょい悪から本物の不良、チンピラ、やくざへと成長していく段階的発がん経路ですと、本物の不良かチンピラくらいのまだわりとおとなしい時期がしばらくあります。その時期にその芽を摘んでしまえば、かなり高い確率で社会秩序の混乱と壊滅から逃れられます。つまり、膵臓がんで命を落とすことを避けられるわけです。

膵臓がんの超早期発見のターゲットとしては、これまで長い間、腫瘍性膵嚢胞、すなわちＩＰＭＮもしくはＭＣＮばかりが注目されてきました。そこに最近一石を投じているのが、ＰａｎＩＮによる超早期膵臓がんの診断です。嚢胞などの目立った形態的変化を見せることなく静かに悪性度を上げていくＰａｎＩＮの不良細胞たちをどうやって見つけ出し、どうやって取り締まっていくのか。後ほどくわしくお伝えしていくことにします。

糖尿病や慢性膵炎がある人は膵臓がんになりやすい

まず、どんな人が膵臓がんになりやすいのか。

好発年齢は、60代半ばから70代です。60～80歳の人が8割を占め、男性がやや多い傾向があります。

前述のように、慢性膵炎がある人はない人に比べて膵臓がんの発症率が13倍も高いという調査報告があります。

生活習慣面では、「多量飲酒」「喫煙」「肥満」などがリスクファクターとして挙げられています。このうち、飲酒に関しては、長年の多量飲酒の習慣によって慢性膵炎が引き起こされ、炎症による膵管の破《は》綻《たん》と修復が繰り返されることで、がん細胞ができやすくなるものと考えられます。

遺伝的素因は、慢性膵炎に関与している場合もありますが、膵臓がんの発がんに直接関与している場合もあると考えられています。膵臓がんの患者さんの家族歴を調べたいくつかの研究報告によると、家族の中に膵臓がんになった人がいた患者さんは、3～9％もいたそうです。

そして、膵臓がんにつながりやすいリスクファクターとして一般によく知られているのが「糖尿病」です。糖尿病があると、膵臓がんの発症率が1・8倍になるという調査報告があります。そのほか、ＩＰＭＮなどの膵嚢胞がある人も、もちろん発症率がグッと高くなります。

最近は膵臓がんを超早期に見つけるための「膵臓ドック」「膵臓がんドック」などもできています。たとえ「膵臓がんリスクが高い人」であっても、こういった施設で専門的な定期検査を受けていれば、もし膵臓がんになったとしても、本物の不良かせめてチンピラになったくらいのうちに見つけて、膵臓がんから命を守っていける時代になっているのです。ですからここに挙げたようなリスクファクターが当てはまる方は、定期的に膵臓の状態をチェックすることをお勧めします。

黄疸や背部痛から早期段階の膵臓がんを見つけられることもある

症状についても述べておきましょう。

膵臓がんの早期はほとんど無症状であり、そのために発見が遅れてしまうケースが少なくありません。実際、症状が出たときには、すでに手術ができないほど進行していたということも少なくありません。腹痛や背部痛が続いて、「これはさすがにおかしい」と思って医療機関を受診したら、進行した膵臓がんが見つかったというのは典型的なパターンのひとつです。

ただ、早期とまではいかなくても、手術で治せそうな段階で症状が現われる場合もあります。

その場合の代表的な症状は、黄疸《おうだん》、腹痛、背部痛です。また、背中の痛みが腰痛として感じられる場合もあります。

腹痛や腰痛は日常的に起こりやすい症状でもあり、「腹が痛い」「腰が痛い」からと言ってそこから膵臓がんを疑うのは難しいかもしれませんが、少なくとも黄疸と背部痛は、日常的ではない症状だと思います。

黄疸は、膵臓の中でも膵頭部にがんができた場合に出てくる症状です。膵頭部の中を通過する胆管が膵臓がんによって狭くなり、胆汁の流れが悪くなって、黄色い胆汁の成分であるビリルビンが血液中にあふれ出すため、体中が黄色くなるのです。とくに、眼球の白目の部分を見ると、黄色くなっているのでよく分かります。それと、尿の色が濃くなってこげ茶色になりますし、逆に便の色は薄くなって、場合によっては灰色になります。また、胆汁の成分の影響で、体中がかゆくなって夜も眠れなくなる人もいます。

胆管を巻き込んで黄疸が出るような膵臓がんは、もちろん早期がんではありません。しかし、胆管の近くにできた膵臓がんであれば、比較的早い時期に胆管を巻き込むため、まだ何とか手術ができそうな段階で見つかることがしばしばあります。

一方、膵体部や膵尾部にがんができたときには黄疸症状が出ません。そのため、膵体尾部にできたがんは、膵頭部にできたがんと比較して、より進行した状態で発見されるケースが多い傾向があります。

次に背部痛についてですが、背部痛にはふたつのパターンがあります。

ひとつは膵炎による背部痛で、膵管が詰まって流れが滞ることで背中が痛くなるパターン。このパターンは早期の膵臓がんでも現われることがあり、この症状で早期膵臓がんを見つけられたなら、かなりラッキーです。

もうひとつのパターンは、がんが進行してから現われる背部痛です。膵臓の背側には、おなかの中のいろんな臓器に向かう太い動脈が通っていて、それらの動脈の周りには、おなかの臓器の動きを制御する自律神経がツタのように絡みついています。

膵臓がんが進行すると、がんがこれらの神経伝いに染み込むように広がっていきます。自律神経にはおなかの調子を脳に伝えるための感覚神経も含まれていて、それに乗って痛み信号が脳に伝わると、これが背中の痛みとして感じ取られるのです。残念ながら、こちらのタイプの背部痛で見つかった膵臓がんは、かなり進行しているので、普通は手術による切除はできない状態です。

とにかく、黄疸や腹痛、背部痛が出たときには、まだ手術が可能な段階かもしれません。症状が続くときは、様子を見たりせずに早めに診察を受けることをお勧めします。

それから、多尿やのどの渇きなど、高血糖による症状にも注意しましょう。膵臓がんができると、急に糖尿病になったり、糖尿病を持っている人であれば数値が急激に悪化したりする場合があります。原因はよく分かっていませんが、膵管が狭くなって膵液がうっ滞すると狭窄部よりも上流の膵臓が萎縮します。これによって膵臓機能が一気に低下することは十分に考えられることです。

たとえば、これまで糖尿病など気にしたことがなく、普通の血糖値だった人が、急に高い血糖値を指摘された場合などは要注意です。また、もともと糖尿病の治療をしている人で、高めでもそこそこ安定していた血糖値が、思い当たること（食べすぎや運動不足など）は何もないのに、急に不安定になって高い数値ばかり出るようなときも注意が必要です。このような場合は、膵臓がんを疑ってすみやかに精密検査を受けましょう。

膵臓がんが進行してくると、黄疸や腹痛、背部痛、腰痛以外にも、食欲低下、体重減少、腹水、消化管からの出血、腹部に硬い塊を触れるといった症状が現われてくるようになります。ご想像の通り、こういった数々の症状が現われたときには、通常はかなり進行したステージになっています。

膵臓がんには0から4のステージ区分がある

ここで、膵臓がんのステージ区分について説明しておきます。

膵臓がんは進行度によって0から4のステージがあり、どのステージに該当するかによって治療法が変わります。

なお、「浸潤」というのは、がん細胞が周囲へ広がっていくことを意味します。不良が集団で教室の窓や壁を壊して教室の外へと出ていく感じです。

ステージ0　がんが膵管上皮内に留まっていて、転移する可能性のない超早期の段階
ステージ1　がんが膵管上皮を破壊して浸潤しているが、膵臓内に留まっている段階
ステージ2　がんが膵臓外に出ているが、周囲の大きな動脈には浸潤していない段階
ステージ3　がんが膵臓外に出て、周囲の大きな動脈に浸潤している段階
ステージ4　がんの遠隔転移がある段階

ステージ2と3の境目は、周囲の大きな動脈に浸潤しているかいないか、ということになっています。周囲の大きな動脈というのは腹腔動脈と上腸間膜動脈で、これらはおなかの臓器に流れる3本の重要な動脈のうちの2本です。これら2本はともに膵臓のすぐ裏側を通っていて、これらの動脈にがんが浸潤していると、がんを完全に切除することが難しくなります。そのため、これらの動脈にがんが浸潤していない状態（ステージ2）としている状態（ステージ3）の間に境目が設けてあります。

ただし、実際にはステージ2と3の間で切除可能かどうかがくっきり分かれるわけではありません。切除可能かどうかの境界線（ボーダーライン）上にある膵臓がん、略して「ボーダーライン膵臓がん」というあいまいな定義があって、ステージ2と3の一部がこれに含まれます。

「ボーダーライン膵臓がん」は、〝うまい外科医か勇気のある外科医なら目に見える部分のがんをギリギリできれいに取れるけれど、うまくなければ……〟という感じのなんとも非科学的な定義です。ややもすると無謀な手術を容認するような雰囲気を醸し出しかねません。そういう手術が、患者さんにとって受けるメリットがあるかないかは別問題なので、慎重な判断が必要です。

もっとも、最近はようやく、がんが何とか取れるとしても、見えない、もしくは検査で映らないレベルの大きさのがん細胞がどこかに潜んでいる可能性の高い状態を「ボーダーライン」と呼ぶような定義に変わりつつあります。

膵臓がんの本体がチンピラ程度にしか見えないとステージ1だと思いがちなのですが、たとえ見た目がチンピラでも、すでに広域暴力団や国際マフィア的によその街に出かけていって活動していることがあります。その場合はステージ4になります。遠隔転移がある状態でがんの本体を始末しても転移した先にがんが残るので、ステージ4は基本的に手術の対象外になります。

実は、がんが膵臓内に留まっているかどうか、遠隔転移がないかどうかをどうやって診断するのかというと、（少なくとも手術をする前の段階では）ほぼ検査画像に映った結果だけをもとに診断します。そして、その診断をもとに手術で切除できるかどうか、手術をするかどうかを判断します。

そのため、たとえば画像検査でステージ1と診断されても、草葉の陰に隠れるように膵臓周囲の大きな動脈の周りにがん細胞が脱走していたりします。そのがん細胞は、手術でがんの本体を切除しても体の中に残ってしまいます。なので、膵臓がんのステージ1は、がんが膵臓内に留まっている「ように見える段階」と言ったほうが正しい表現ではないかと思います。

他にも、たとえばステージ1や2で手術をして、しばらくしてから肝臓に転移が見つかることがあります。担当医から「再発です」と告知されるのですが、本当のところは、手術をした時点で転移があったけれど見えなかった、もしくは映らなかっただけ。つまり、本当はステージ4だったのです。なので、ステージ4は、画像検査などで遠隔転移が「明らかになってしまった段階」と言ったほうが正しい表現かもしれません。

染み込んでいくタイプのがん

ここまでかなり膵臓がんの悪口を並べてきました。

それにしても、どうしてこんなふうに厄介な行動をとるのか。

その理由のひとつとして、膵臓がんが周囲に広がるときに染み込むように広がっていくタイプだということが挙げられます。

こういう性格を「浸潤性タイプ」といいます。

腫瘍細胞の塊、いわゆる「腫瘤《しゅりゅう》」を形成するがん（固形がん）は、周囲の組織や臓器を押しのけながら大きくなっていく「膨張性タイプ」と、周囲の組織や臓器に染み込むように入り込んで、やがて置き換わるように広がっていく「浸潤性タイプ」の2通りに大別することができます。もちろん中間型のようなタイプもあるのですが、とにかく、後者の浸潤性タイプの性質を持っていると何かと厄介なのです。

たとえば、胃がんの大多数は膨張性タイプなのですが、染み込んでいく浸潤性タイプもあって、そのタイプの典型的なもののひとつが「スキルス性胃がん」と呼ばれています。この浸潤性タイプの胃がんは、たいへん進行スピードが速く、たいへん転移もしやすい。年配の方だと憶えておられる方が多いかと思いますが、人気アナウンサーの逸見政孝さんが見舞われたのが、このスキルス性胃がんでした。

そして、膵臓がんのほとんどが、この浸潤性タイプなのです。

いったん浸潤し始めると、周囲へ染み込んで広がっていくのが速い。それに、こうして浸潤していったがん細胞は近くを通る血管やリンパ管に入り込んで全身に繰り出していきます。リーゼントの不良の集団が言うことを聞かなくなってチンピラ状態になり、教室の窓や壁を壊し始めると、そこから散り散りに脱走していく感じです。足の速いやつはさっさと隣の学校（リンパ節）や街中の路地（腹膜）、さらには別の街（肝臓など）まで行ってしまいます。教室の窓や壁を壊しても、しばらくの間は誰ひとり離れずに仲よくスクラムを大きくしていく膨張性タイプとは違います。きっと、浸潤性タイプはひとりでも生きていける強さを持っているのでしょう。

こんな様子なので、浸潤性タイプのがんはきれいに取ってしまう手術が難しく、再発を起こしやすい。校舎ごとチンピラたちを撤去して、見た目では完全に取れたと思っても、廊下の隅や学校の駐車場にこっそり隠れているのです。さらに、隣の学校や街中、別の街にもいるかもしれません。そして、しばらく経って、生き残った彼らがまた徒党を組み始めると、さすがに画像検査で見えてきますので、担当医から「再発です」と告知されることになるわけです。正確には「再発」ではなく、単なる「取り残し」なんですが……。

とにかく、膵臓がんの再発は、切除した膵臓の周辺でも起こりますし（局所再発、リンパ節再発）、肝臓や腹膜、肺などにも起こります（遠隔転移）。

ステージ0で膵臓がんを見つけ出す意義

膵臓がんの約80％は進行したかたちで発見されます。

進行していたとしても、局所進行のステージ2まででであれば何とか手術の検討対象となりますが、大部分がステージ3の「転移はなくとも周囲への浸潤のために手術で切除できないケース」、あるいはステージ4の「転移があって手術の検討ができないケース」で占められています。当然ですが、手術でがんを取り除けない場合、それから先、何年という単位で生存できる見込みはかなり低いです。

膵臓がんの治療成績が悪いもうひとつの要因は、前にも述べたように、たとえステージ1や2と診断されていても、見えない、もしくは検査画像に映らないレベルの大きさのがん細胞がどこかに潜んでいる可能性がとても高いことです。膵臓がんが見つかったときに、手術の検討対象となる人は、全体の2、3割程度というのが現状なのですが、たとえステージ1や2で手術ができたとしても、後々になって再発するケースは少なくありません。最近は、ステージ1や2で見つかる患者さんの割合も少しずつ増加しているのですが、膵臓がんの治療成績が目に見えて改善してこないのはそのためです。

一般的に、がんの予後を改善するには、何とかして少しでも低いステージで見つけて治療する戦略をとるのが常套手段なのですが、膵臓がんにおいては、他のがんと同じようにステージ1や2で見つけて治療することを目標にしていても、十分ではないということなのです。

そこで、これからは発想を大きく変えて、いかにして膵臓がんをステージ0で見つけて治療するか、ここに徹底してフォーカスする必要があるのだと思います。しかし、もちろん膵臓がんをステージ0で正確に診断して適切な治療に持ち込むのは、そうたやすいことではありません。これについては、もう少し後でくわしくお話しします。

膵臓がんを見つけて診断を下すための検査

まずは、膵臓がんを見つけるために行なわれている検査について一般的なものも含めて解説します。

みなさんの中には、毎年健康診断や人間ドックを受けているという方も多いでしょう。それにしても、こうした一般的な健康診断や人間ドックでは、膵臓がんを見つけることは不可能なのでしょうか。

アンサーを言ってしまうと、見つかることもなくはないのですが、その可能性は高くありません。

なぜなら、健康診断や人間ドックで広く行なわれている「腹部超音波（エコー）検査」では、膵臓を部分的にしか映すことができないからです。膵臓は胃の後ろ側にあるため、おなか側からあてるエコー検査では膵臓のほとんどが胃や大腸に隠れてしまい、膵頭部の一部と膵尾部の一部くらいしか映らないのです。

たしかに、その膵頭部や膵尾部にたまたま膵臓がんがあれば見つけることができるでしょう。それと、膵尾部を映したときに、膵臓がんは映らなくても「主膵管が拡張している」などの膵臓がんを疑うべきサインが見つかることはあります。

では、健康診断や人間ドックで怪しい所見が見つかったり、もしくは背部痛などの気になる症状があったりして膵臓がんが疑われる場合、診断を下すにはどういう精密検査が行なわれるのでしょうか。ここで、主な精密検査の方法を紹介しましょう。

【ＣＴ検査・ＭＲＩ検査】

がんの有無を調べるための精密検査として、初めに行なわれるのは、ＣＴ（コンピュータ断層撮影）検査やＭＲＩ（磁気共鳴画像）検査が一般的です。ＣＴはＸ線によって、ＭＲＩは磁気によって、胴体を輪切りにしたような画像を撮影します。ＣＴの場合、画像がより鮮明に映るように、ヨード造影剤を血管内に注射したうえで撮影を行ないます。

　また、ＭＲＩの場合、膵液や胆汁の流れや主膵管の状態を観察することのできる膵胆管撮影（ＭＲＣＰ）を同時に行なうことができて、これだと膵臓がんの典型的な所見である主膵管の狭窄や拡張がよく分かるので、膵臓がんの精密検査ではよく用いられます。

【内視鏡的逆行性胆管膵管造影（ＥＲＣＰ）検査】

　内視鏡的逆行性胆管膵管造影（ＥＲＣＰ）検査は、胆管や膵管の状態を内視鏡とＸ線撮影を用いてくわしく調べる検査です。口から内視鏡を入れて、先端を十二指腸まで進め、十二指腸乳頭部（膵液と胆汁の出口）から膵管内へと細いチューブを入れて直接造影剤を注入。そのうえでＸ線撮影をするのです。また、ＥＲＣＰでは、膵管内に入れたチューブから膵液を採取することもできます。後で改めて述べますが、ステージ0の早期膵臓がんの診断では、採取した膵液内に剝《は》がれ落ちてきたがん細胞を探し当てて、それによって確定診断に至ります。

　ただ、このＥＲＣＰには、ひとつ大きな欠点があります。それというのも、この検査は身体的負担が大きく、検査後に急性膵炎になりやすいのです。「ＥＲＣＰ後膵炎」という病名もついているくらいで、受けた人の10〜20％が膵炎になるとされています。そのため、

● 膵臓の検査

● 内視鏡的逆行性胆管膵管造影（ERCP）検査

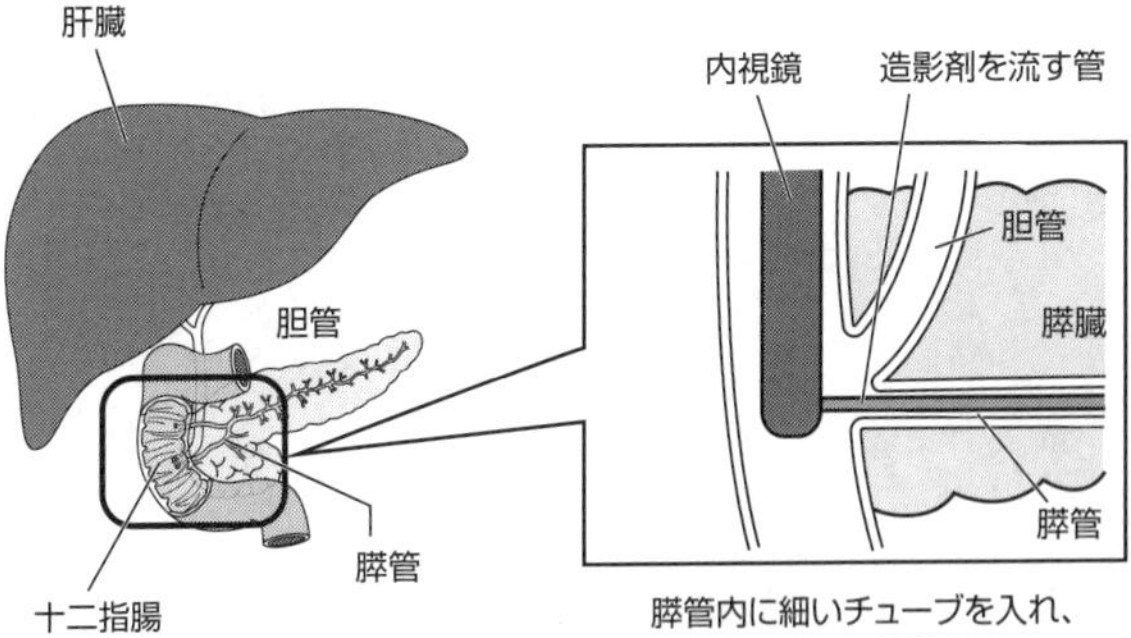

膵管内に細いチューブを入れ、
造影剤を流して撮影する。
膵液を採取することも可能。

● 超音波内視鏡（EUS）検査

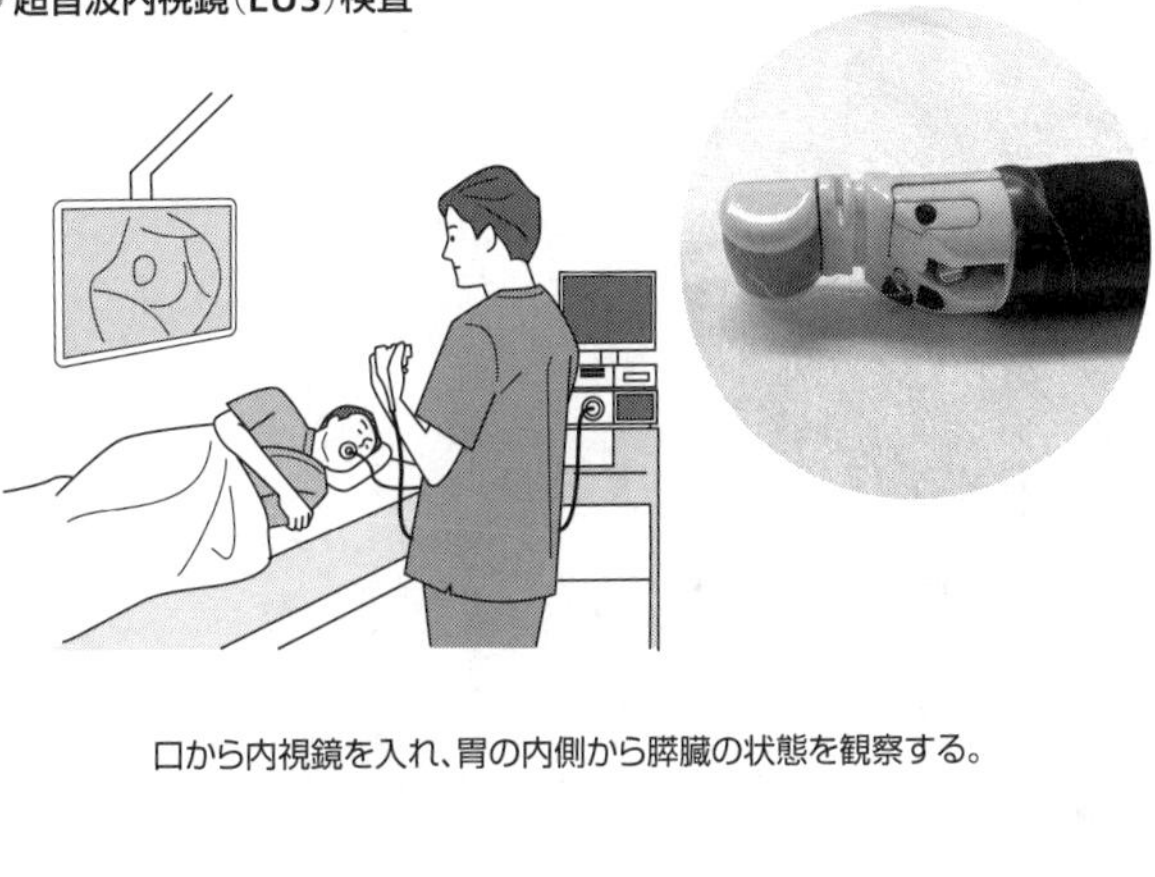

口から内視鏡を入れ、胃の内側から膵臓の状態を観察する。

最近は、早期膵臓がんの診断で膵液採取が必要なケース以外では、可能な限りＥＲＣＰを避けるようになってきています。

【超音波内視鏡（ＥＵＳ）検査】

先にも触れましたが、超音波内視鏡（ＥＵＳ）検査は、先端に超音波（エコー）装置がついている特殊な内視鏡を用いて行なわれます。これを用いると胃や十二指腸の内側から近距離で膵臓全体を観察することが可能となります。胃は膵臓の前に覆いかぶさるように横たわっていますので、口から挿入した超音波内視鏡の先端を胃や十二指腸の中に入れて、壁越しに膵臓の状態を透視観察します。これを用いれば、ＣＴやＭＲＩでは小さすぎて映らないような数ミリの大きさの膵臓がんでもしっかりと捉えることができます。それに、表面からは見えない隠れた場所もズームで拡大してチェックすることができ、膵臓の細かい異変をキャッチするのにたいへん役立つのです。

また、超音波内視鏡の先端に細胞診用の針を搭載すれば、胃や十二指腸の壁越しに怪しい部位に直接針を刺して、細胞を採取して調べることも可能です。これは超音波内視鏡下穿刺吸引細胞診検査（ＥＵＳ－ＦＮＡ）と呼ばれ、膵臓がんだけでなくＰ－ＮＥＴなどのさまざまな腫瘍性病変に対しても、診断確定のために用いられます。

ただ、通常の内視鏡（胃カメラ）と違って、超音波内視鏡を導入している医療機関はまだそれほど多くありません。また、操作にも高いスキルが必要なため、当然、超音波内視鏡を扱う人によって診断精度に差が生じることがあります。とくに膵臓の精密検査のために超音波内視鏡検査を受ける際には、できるだけ経験の豊富な医師のいる医療施設で受けるほうが安心だと思います。

膵臓がん手術には、がんのできた場所によって3つの方法がある

精密検査が済んで、膵臓がんがあることが確定し、もしそれが手術で切除可能なステージであれば、いよいよ手術による切除が検討されることになります。

ただ、即手術が行なわれるわけではありません。ここまでさんざん膵臓がんが厄介なことを解説してきたのでお分かりいただけると思いますが、見た目で切除可能なステージであっても、騙《だま》されてはいけないのです。東京女子医大の場合、ステージ１やステージ２の膵臓がんであっても、手術の前に抗がん剤治療や放射線治療などの「術前治療」をほぼ必ず行ないます。これについては後でくわしく解説しますが、術前治療を組み合わせるほう

が膵臓がんを克服できる可能性が高くなるのです。

ともあれ、ここでは膵臓がんの手術法をざっと見ておきましょう。

膵臓がんは、がんができる場所によって行なう手術法が違ってきます。

膵臓は「膵頭部」「膵体部」「膵尾部」に分けられているのですが、通常、膵頭部のがんに対しては「膵頭十二指腸切除術」、膵体部もしくは膵尾部（膵体尾部）にできたがんに対しては「膵体尾部切除術」が行なわれます。

ただし、膵体部のがんの場合は微妙で、膵頭部と膵体部を切除することもあります。そして、がんが膵臓全体に広がっていたり、多発していたりする場合には「膵臓全摘出術」が選択されることがあります。

【膵頭十二指腸切除術】

膵頭十二指腸切除術は、膵臓の右側の1／3くらいにあたる膵頭部を切除してがんを取り除く手術です。ただ、膵頭部は十二指腸と接し、内部を胆管が通っているため、膵頭部に加えて、十二指腸、胆管、胆嚢、小腸の一部、そして、必要に応じて胃の一部も切除することになります。これらを切除した後は、胆管と小腸、残った膵臓と小腸をつなぎ、胃

● 膵臓の手術

● 膵頭十二指腸切除術

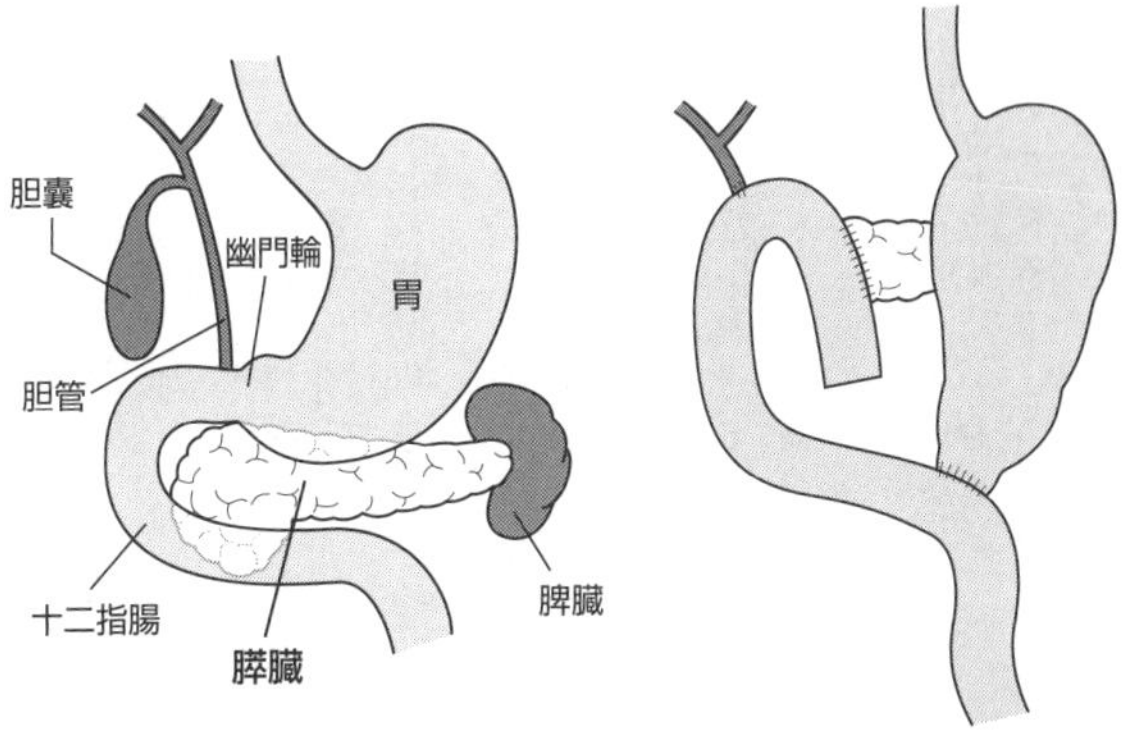

膵頭部だけでなく、十二指腸、胆管、胆嚢などを切除。胆管・膵臓・胃の出口と小腸をつないで再建する。

● 膵体尾部切除術

膵体部、膵尾部とともに、隣接する脾臓を切除する。

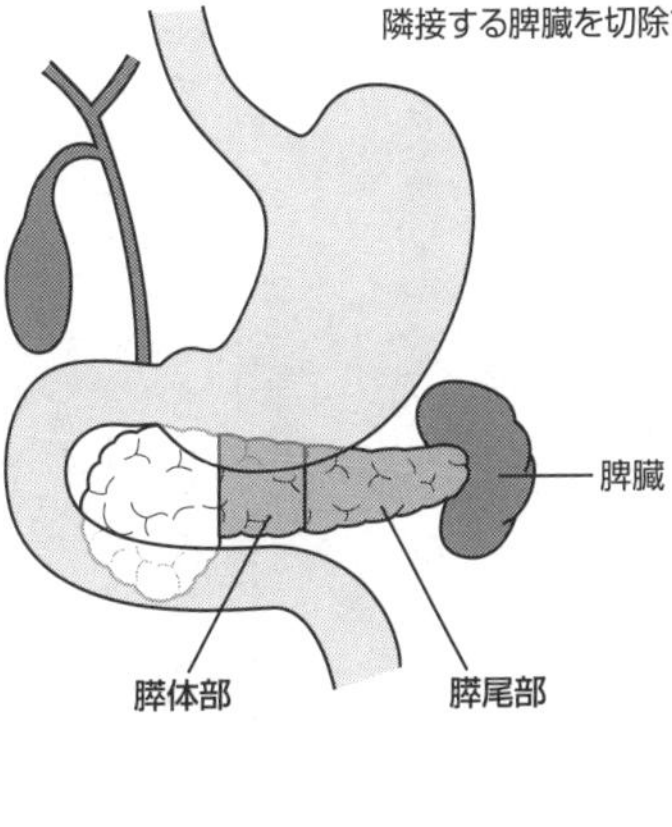

の出口と小腸をつなぐ再建術を行ないます。膵臓を切除する作業も難しいのですが、いくつもの箇所で再建術が必要なため手術の難易度が高く、とりわけ残った膵臓と小腸を縫い合わせる再建術（膵腸吻合《ふんごう》）では高度な縫合技術が必要となります。この縫合がうまくいかないと、手術後に「膵液漏れ」が発生しますが、膵液漏れは急性膵炎と同じように命に関わるような大きな問題につながることがしばしばあります。

もしも膵頭十二指腸切除術を受けることになったら、腹腔鏡とかロボットとかの言葉に惑わされることなく、膵液漏れがいちばん起きにくい方法で手術をしてもらうように担当医にお願いしましょう。傷の問題よりも膵液漏れの問題のほうが、あなたの命には何倍も大きく関わってきます。

もちろん、膵液漏れを起こす確率の低い外科医を探すことも大切です。

【膵体尾部切除術】

膵体尾部切除術は、膵臓の左側2／3くらいにあたる膵体尾部を切除してがんを取り除く手術です。手術後には膵頭部が残ります。膵尾部の左端のさらにその奥には脾臓が接していますが、悪性腫瘍に対する膵体尾部切除術の際には、脾臓も一緒に切除するのが一般的です。なお、膵臓がんではない悪性度の低い腫瘍が膵尾部にある場合は、膵体部を残して膵尾部だけを切除する術式（膵尾部切除術）が行なわれます。

膵体尾部切除術は膵臓を切除した後の再建術がないため、膵頭十二指腸切除術に比べると難易度は低くなります。しかし、膵体尾部切除術でも膵臓を切り離した部位（膵断端）から膵液漏れが発生するリスクがあり、医療機関によっては、膵頭十二指腸切除術よりもむしろ高い確率で膵液漏れが起きています。

【膵臓全摘出術】

膵臓全摘出術は、その名の通り膵臓全体を取り除く手術です。がんが膵頭部と膵体尾部にそれぞれできていたり、がんが膵臓内を広範囲に広がっていたりする場合に行なわれます。膵臓に加えて、脾臓、十二指腸、胆管、胆嚢、小腸の一部が切除されます。再建術として膵臓と小腸をつなぐ必要がなくなりますが、それ以外は膵頭十二指腸切除術と同様です。もっとも、膵臓がなくなるため、膵液漏れのリスクもなくなります。また、胃を全部残す方法で手術を行なえば、手術後数日目から食事を摂ることができて、2～3か月後には手術前と同様に食べられるようになります。

ただ、膵臓がなくなって膵液やインスリンが分泌されなくなるため、毎食時に消化酵素剤を服用し、1日数回インスリン注射を打って、膵臓の機能を補っていかなくてはなりません。すなわち、消化酵素剤とインスリン注射が手放せない生活を生涯にわたって続けていくことになるわけです。

なお、膵臓の機能は、正常であれば通常は全体の約20％しか働いておらず、80％は予備力として備えられているものです。そのため、膵頭十二指腸切除術や膵体尾部切除術によって膵臓が小さくなっても、消化酵素剤やインスリン注射が不要な人がほとんどです。しかし、慢性膵炎などで膵臓全体の機能が低下している人は、膵臓全摘出術後の人と同じように、消化酵素剤とインスリン注射が手放せない生活になる場合があります。

腹腔鏡で手術を行なうか、開腹で手術を行なうか

「腹腔鏡」という言葉を聞いたことのある方は多いと思います。1990年代に普及し始めた手術法で、初めは主に胆嚢の手術がこの方法で行なわれていました。その後、徐々に大腸や胃の手術にも広がって、いまでは膵臓や肝臓の手術も腹腔鏡で行なわれるようにな

りました。「膵臓がん」に対する手術は、難易度が高いこともあっていまでも開腹手術が基本ですが、最近は、一定の資格を満たした医療機関に行けば、腹腔鏡での手術（腹腔鏡下手術）を受けることができます。

まずは、開腹手術と腹腔鏡下手術の違いについて述べますが、開腹手術についてはあまりくわしい説明はいらないでしょう。開腹手術では、おなかを大きく開きますので、全体を見渡しながら両手で臓器にじかに触れて、直感的に作業を進めることができます。

一方、腹腔鏡下手術は、おなかに5ミリから1センチ程度の穴を開けて、穴を通して挿入した腹腔鏡（小型のカメラ）で映される映像を見ながら手術を行なうやり方です。腹腔内（おなかの中）に炭酸ガスを持続的に吹き込むことでおなかを大きく膨らませる気腹と呼ばれる方法を用いるのですが、患者さんが仰向けになった状態で気腹すると、胃や腸が背中側に横たわった状態でおなかの壁が持ち上げられて、ちょうどドーム球場のような状態になります。

当然、開腹手術に比べれば傷が小さく済みますし、手術後の痛みも少なく、見た目もきれいです。他にも手術による体力消耗が少なくなるなど、いくつかのメリットがあります。

しかし、やはりデメリットがあり、そのほとんどが手術の安全性や正確性に関係するものです。

もっとも大きなデメリットは、使用する道具の動きが制限されることです。腹腔鏡下手術用の細長い道具は、おなかの壁の小さな穴を通過します。その道具は必ずその穴のところでいったん固定されるため、道具の先端は常に道具を動かす手と反対方向に動きます。ちょうど梃子《てこ》のような状態です。外科医はこの梃子現象に十分に慣れなければなりません。このような動きの制限がある中で腹腔鏡下手術を安全に行なうには、やはりそれなりの技術と経験が必要です。

術野（手術をする部位）の見え方にもメリットとデメリットがあります。腹腔鏡下手術では、手術部分の臓器に近づいて、そこを拡大してくわしく見ることができる半面、立体感や遠近感がつかみづらかったり、決まった穴から入れられたカメラの映像は、道具の動きと同じように見える角度に制限があります。

開腹手術と腹腔鏡下手術の術野の違いは、たとえば野球で言うと、「野球盤で野球をやっているときと、実際にグラウンドの中で野球をやっているときの違い」といった感じでしょうか。

●腹腔鏡下手術

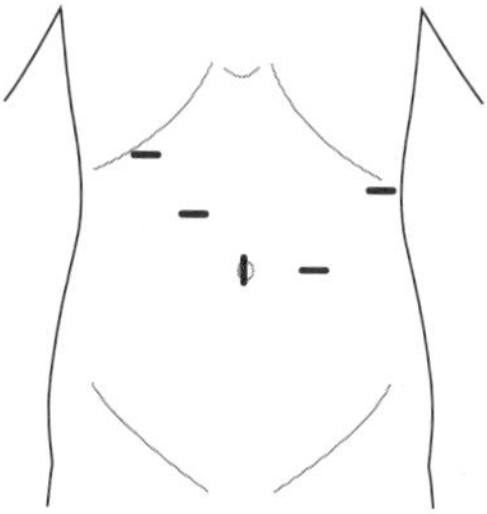

穴を開けるのは
全部で5～6か所。
（膵体尾部切除の場合）

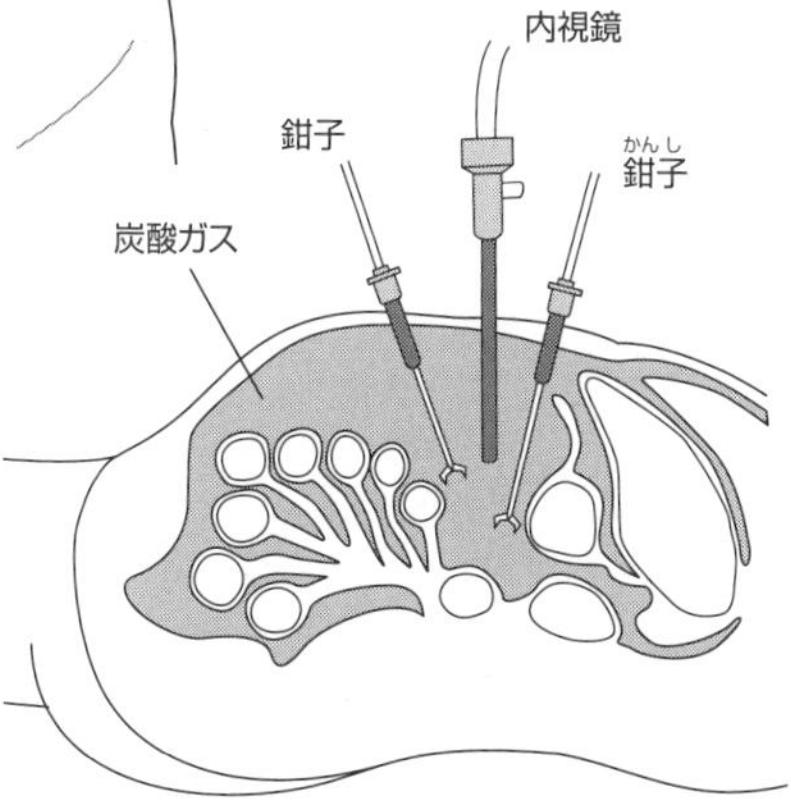

炭酸ガスでおなかを膨らませて手術する。

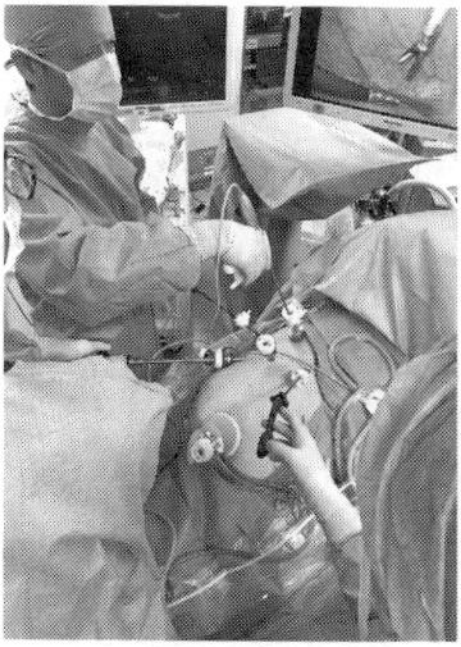

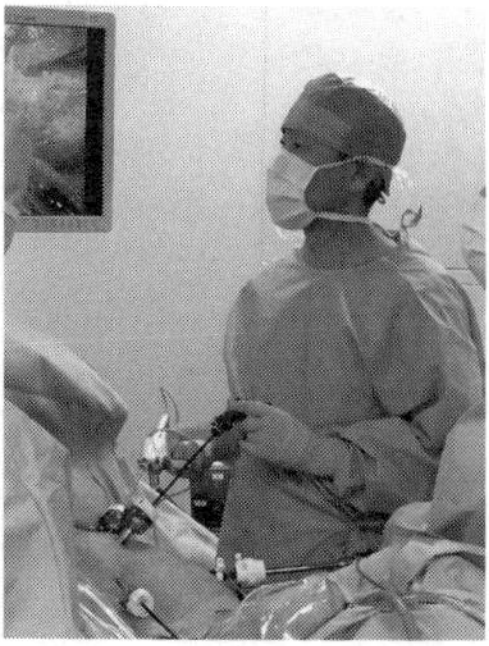

開腹手術のほうは、野球盤のように、その野球場全体を俯瞰《ふかん》しながら手術を行なうことができます。視野を広く取って臓器全体の配置を視認しつつ、全体の状況を見ながら患部に集中して的確に手を動かすことができるのです。グラウンド全体の状況が見えていれば、バッターがいまどこに向かって打てばヒットになりそうかとか、打球を捕った野手はいまどこに送球すればランナーをアウトにできるかとか、やるべきことを的確に判断しやすくなります。

一方、腹腔鏡下手術のほうは、自分がグラウンドに下りて野球をしている感じです。野球盤では球場を真上から遠目に見ることしかできませんが、グラウンドに下りると、真横から間近に相手の選手を見ることができます。すなわち、よりリアルな世界が見えるのです。手術部分の臓器に近づいて、そこを拡大してくわしく見ることができるので、形成外科や脳外科で行なわれる顕微鏡手術にも似ています。

ただし、たとえば自分が打席に立ったバッターだとしたら、ピッチャーの後ろにいる野手たちの位置関係はいまひとつよく見えませんので、どのあたりを目がけて打ち返せばヒットになるのかが判断しづらくなります。つまり、腹腔鏡下手術ではディスプレイに映し出される部分が限られますので、全体の状況を把握しにくいのです。

優れたバッターは、打席に立っていても頭の中では球場全体を俯瞰して、グラウンドのどこにどの野手が守っているかをすべて把握し、空いたスペースを目がけて打球を運ぶそうです。同じように、腹腔鏡で手術をする外科医も、見えている部分だけに集中するのではなく、いま手術全体がどうなっているのかを常に頭の中で俯瞰しながら手を動かしていかなくてはなりません。開腹手術の豊富な経験がこういうところで役に立ちますので、おそらく腹腔鏡下手術だけではなかなか優秀な外科医は育たないだろうと私は思います。

このように、開腹手術と腹腔鏡下手術では、手術の際の術野や視点が大きく変わり、それぞれに「やれること」や「やりやすいこと」が異なります。そして、どちらを選ぶかによって手術の進行に少なからず影響が出てくることになる。ですから、膵臓手術をよりスムーズにより安全に行なっていくためにも、「開腹手術のほうが向いているケース」と「腹腔鏡下手術のほうが向いているケース」をよく見極めて、どちらを使うか、適切な選択をしていくことが必要になるわけです。

膵頭十二指腸切除術は開腹手術のほうが安心

　東京女子医大では、膵体尾部切除術は、腹腔鏡下手術で行なうことをお勧めしています。膵臓は胃と大腸の後ろ側に隠れていて、とくに膵臓の尾部は左奥の深いところにあるため、開腹手術では膵臓がよく見える術野を確保しにくいという難点があります。さらに、膵臓が背中側に張りついているため、膵体尾部切除術では、そんなよく見えない中で膵臓の背中側に隙間をつくりながら膵臓を剝がさなければならないのです。

　それから、膵体尾部切除術は再建術（膵臓や胆管、十二指腸を縫い合わせる作業）が必要ありませんので、切除をすると手術が完了します。そのため、膵頭十二指腸切除術と比べると、かなりシンプルな手術です。もちろん、執刀する外科医の腕にもよりますが、膵体尾部切除術は、腹腔鏡でやるほうが、むしろ安全性や正確性が高くなる場合が多いのです。

　実際に私の膵臓外科チームで行なった腹腔鏡下膵体尾部切除術は、ここ数年間で手術を受けた２００人以上の患者さんの中で膵液漏れが２人だけという成績が続いており、ほとんどの患者さんが手術後１週間程度で自宅に帰っていきます。

では、膵頭十二指腸切除術のほうはどうなのか。

腹腔鏡下膵頭十二指腸切除術は、すでに保険診療として認められていますので、このところ国内でも腹腔鏡でやっている医療機関が増加してきています。実は、私も一時期、腹腔鏡下膵頭十二指腸切除術を積極的に行なっていました。日本では数えるほどの外科医しかやっていなかった頃に、約70人の患者さんにこの手術を受けていただきました。しかし、現在は患者さんからの強い要望がない限り行なっていません。

私は、腹腔鏡下の新しい手術を導入するにあたっては、常に開腹手術と同等の安全性や正確性が確保できることを見極めてから開始するように心がけてやってきました。もちろん、初めは手術のやりやすい状態の患者さんを厳密に選んで、こちらから腹腔鏡下手術を提案し、患者さんに同意していただいた場合に限って行なってきました。

私が腹腔鏡下膵頭十二指腸切除術をやり始めた頃、開腹手術での膵液漏れ発生率は、当時私が勤務していた東京都立駒込病院では、複数の外科医による平均が17~19%くらいでした。もちろん、私個人の成績もだいたいそのくらいであり、これは当時もいまも、国内で見ても世界的に見ても平均的な成績です。そして、私が行なっていた腹腔鏡下膵頭十二指腸切除術での膵液漏れの発生率も、開始してから40人目くらいまではほぼ同じくらいの成績でした。

ところが、その後、膵臓と小腸の吻合方法をより信頼性の高い方法に変更したところ、開腹手術では膵液漏れが徐々に減少して5％程度までに改善しました。ところが、腹腔鏡下手術では残念なことにほとんど改善が見られませんでした。つまり安全性の面で大きな開きが出てきたのです。

私は膵臓を「原子炉」にたとえました。もし原子炉から危険な内容物が漏れ出したら、最悪の場合、死につながりかねません。膵液漏れは、それくらい厄介な非常事態なのです。膵臓の切除手術は、膵臓という原子炉を部分的に取り壊してつくり直しているようなものです。膵液漏れが起きると、患者さんに結構大きな負担をかけてしまいます。時には生命にかかわるような事態に至ります。腹腔鏡下手術が開腹手術と比べて、患者さんの体力的・精神的な負担を少なくするといっても、膵液漏れが起きると、腹腔鏡下手術で少なくなった分の何倍もの負担が患者さんに及びます。そのため、ここまで成績に差が出ると、さすがに腹腔鏡下手術をお勧めすることはできなくなりました。

もし、私自身が患者だったら、絶対に開腹手術のほうを選ぶでしょう。そういう観点で、私は腹腔鏡下膵頭十二指腸切除術をお勧めすることはやめてしまいました。

3つ目の術式である膵臓全摘出術については、これを行なう場合も開腹で行なうのが普通です。こちらは膵臓を取ってしまうから膵液漏れを起こす心配もなく、腹腔鏡で行なうことも技術的には十分可能です。しかし、残念ながら、腹腔鏡下膵臓全摘出術は保険診療ではできません。膵頭十二指腸切除術よりも膵臓全摘出術のほうを早く腹腔鏡でできるようにすればよいのに、と私は思います。

ロボット手術について

ロボット手術についても少しだけ触れておきます。最近はロボットを用いた膵臓手術も一部の医療機関で施行可能になりました。私も、ロボット手術のライセンスを持っており、多少の経験があります。

実は、ロボット手術といっても、基本的には腹腔鏡下手術のひとつになります。通常の腹腔鏡下手術と違うのは、ロボット手術では、道具としてコンピュータ支援システムを組み込んだ高級（極めて高額）な器具を使用する点です。コンピュータ支援によって、外科医は通常の腹腔鏡下手術に起こる梃子《てこ》現象を感じることなく、腹腔鏡下手術を行なうことができます。これがロボット手術の大きなメリットです。

しかし、勘違いしてはいけません。ロボットを使えば誰が手術をしても高いレベルの手術になるわけではありません。結果はやはりロボットを使う外科医の腕次第です。さらに、ロボットにもやはりその能力を活かせる部分と、なかなかうまくいかない部分があります。世の批判に臆せず言うと、腹腔鏡下手術の梃子《てこ》現象に慣れた外科医にとっては、少なくとも現時点では、ロボットにはメリットよりもデメリットのほうが多いというのが、私の個人的な見解です。

とにかく、「ロボット」と聞くと先進的なすばらしい技術のように聞こえますが、ロボットと言えども所詮人間が使う道具にすぎず、手術の道具が何であれ、いちばん重要なのは、外科医そのものの技術と患者さんファーストの心であることに変わりはありません。

肝胆膵外科と腹腔鏡下手術

昨今、いろんな大学病院や総合病院に行くと「肝胆膵外科」という科があります。私が医師になった１９９０年代にはあまり聞かなかった科名です。

おそらく50年くらい前までは、主に診断を専門に担当する「内科」に対して、主に治療を担当する「外科」という位置づけがあったようです。もちろん、治療のメインが手術ということになります。

その後、臨床医学の発展に伴って専門の分化が進み、「外科」の中から脳外科、心臓外科、整形外科などが独立していきました。その結果、本家の「外科」は時に「一般外科」と呼ばれたりするようになりました。そして、「一般外科」の中からさらに呼吸器外科、乳腺外科、形成外科、内分泌外科などが分かれていき、本家に残ったのが「消化器外科」ということになってしまいました。

私が消化器外科を「本家」と呼ぶのには理由があります。以前は志望者が多かったということもありますが、元来、「外科」には、〝医者の最後の砦《とりで》は外科医だ〟〝誰もやらなければ俺がやる〟という矜持《きょうじ》がありました。ある意味、便利屋でもあり、いろんな診療科の隙間にあるような仕事を何でも引き受けていました。いくつもの診療科が、専門に特化した集団として分家していった後も、「消化器外科」にはそういった元来の外科気質が長く残り続け、便利屋を請け負うことをいとわない外科医が多かったため、病院の中では変わらず存在感を示してきました。

私も最近は消化器外科以外の診療に関わることはほとんどありませんが、外科医になって15年目くらいまでは、総合病院の「外科」と呼ばれる部署に所属して、消化器だけでなく、甲状腺、乳腺、大血管、肺の手術、救急の外傷や急性腹症の手術を日常的に行ない、さらに消化器がん、乳がんの抗がん剤治療、腸炎、膵炎、胆管炎の内科的治療や末期がんの緩和医療まで幅広く対応していました。

そんな消化器外科も、最近は多くの医療機関で食道外科、胃外科、大腸外科、そして肝胆膵外科という具合にさらにバラバラになっています。そして、このように臓器名をつけて細分化してしまったことによって各科の所帯が小さくなり、受け持ち分野も限定され、その結果、「本家」として隙間の仕事を買って出るだけの根拠もいよいよ見当たらなくなってしまいました。

それでも、いまのところ、そういう古風なスタイルで育ってきて献身的に働くことを好むベテラン外科医がまだまだ生き残っているため、どうしても消化器外科系の科はブラックな職場になりがちです。そのため、最近は志望する若手医師が激減しており、どこの医療機関でも消化器外科医の高齢化が目立ってきました。もっとも、「医師の働き方改革」によって、そういった献身的な姿勢もいよいよ吹き消されそうな雲行きなのですが……。

どんな業界でも同じだと思うのですが、隙間を埋める潤滑油的な人たちがいないと、組織はなかなかうまく回らなくなります。働き方改革は重要な課題だとは思いますが、業務量を減らすことだけでなく、業務の質を担保するための具体策を打ち出して同時に進めなければ、業務のレベルは間違いなく低下します。このままでは、せっかく世界のトップレベルを維持してきた日本の外科医療は今後立ち行かなくなるでしょう。

話が脱線しましたので戻します。

もともと、肝胆膵領域の手術は、消化管の手術と比べると数が少なく、しかもリスクと難易度が高い手術が多いため、主に大学病院やがんセンターなどのいわゆる専門医療機関で行なわれていました。そして、そういう専門医療機関には、たいていそれなりに名のある外科医がいて腕を振るっていました。消化器外科領域では、肝胆膵外科以外に、食道外科や直腸外科の分野で同じような傾向があります。

そのような状況下で消化器外科の細分化が進んだため、肝胆膵外科医や食道外科医は一貫して権威ある外科医のもとで研鑽《けんさん》を積むような流れが必然的にできてきたのではないかと思います。

結果として、肝胆膵外科医や食道外科医としていっぱしの地位を築くには、大学病院やがんセンターに比較的若い頃から所属して、厳しい競争を勝ち抜くのが一般的なコースになりました。いわゆる「血統書つき」のコースです。

一方、胃や大腸、それから胆嚢（胆石や胆嚢ポリープ）の手術は、決してやさしい手術ばかりではないのですが、手術件数が多いこともあり、一般の医療機関でも頻繁に行なわれていて、比較的若い外科医でも執刀するチャンスが多い手術です。そんな中、１９９０年代に腹腔鏡下手術が始まりました。初めは主に胆嚢の手術がこの方法で行なわれ、徐々に胃や大腸の手術にも広がりました。

その結果、一般の医療機関で胃や大腸、胆嚢の手術をする外科医が腹腔鏡下手術に習熟していく一方で、大学病院やがんセンターなどで肝胆膵や食道の手術に携わる外科医がほとんど腹腔鏡下手術を経験しないまま20年を超える長い時間が過ぎたのです。そのため、腹腔鏡下手術ができる消化器外科医とできない消化器外科医がくっきりと分かれてしまいました。

なお、消化器外科の細分化が進む中で、多くの大学病院やがんセンターに食道や胃、大腸の手術を専門とする「消化管外科」、もしくはそれに準ずる科が設立され、そこには一般の医療機関で胃、大腸の腹腔鏡下手術の経験豊富な外科医が数多く登用されました。そのため、消化管の腹腔鏡下手術は、早い時期からそういった専門施設でも行なわれるようになりました。その一方で、いわゆる血統書つきのコースを行く多くの肝胆膵外科医たちは、腹腔鏡下手術をほとんど経験することなく時が過ぎていったのです。

腹腔鏡下手術の「逆風」と「追い風」

それでもやはり、腹腔鏡下手術の潮流は、肝胆膵外科にも流れ込んできました。潮流をつくったのは、どちらかというと私のような一般の医療機関で働く何でも屋系、つまり、血統書を持たない雑種の外科医でした。

私が「肝胆膵外科医」を名乗るようになったのは、２００６年に東京都立駒込病院に入職したときでした。それ以前は、一般の医療機関で多数の胆嚢や消化管の腹腔鏡下手術をやりながら、そこそこの件数の肝胆膵手術（開腹）を経験する機会にも恵まれました。東京都立駒込病院では、胃や大腸、胆嚢の腹腔鏡下手術の技術を応用して、安全にできそうなケースを選んで、腹腔鏡下肝切除術や膵切除術をやり始めました。それから徐々に難易度の高い手術へと守備範囲を広げていきました。

当時、私と同じような雑種系の若手肝胆膵外科医が国内に数名いて、やがて、新しいタイプの腹腔鏡下肝切除術や膵切除術の成功例を、次々と国内外の学会で発表するようになりました。しかし、そういった成功例をビデオで提示しても、権威のある外科医の中には腹腔鏡下手術を否定し続ける方が少なからずおられて、われわれはむしろ危険分子のように扱われることもありました。いまから思えば、たしかに、焦ってわれわれの後を追ってくる肝胆膵外科医もいましたので、そういう観点から、危険な先導者と見なされていたのかもしれません。

そんな折、腹腔鏡下肝胆膵手術で起きた医療事故の問題がメディアによってクローズアップされました。

ご記憶の方もいらっしゃると思いますが、２０１０年から２０１４年にかけて、某国立大学の医学部附属病院において、腹腔鏡を使った肝臓切除手術を受けた患者８人が術後相次いで死亡したという読売新聞のスクープ報道です。

これはあくまで私個人の見解ですが、先を急いだ専門医療機関の失態をターゲットにしたこのスクープ報道は、腹腔鏡下肝胆膵手術に対して否定的な立場をとる方々の意見に幾分偏った内容だったと思います。なぜなら、実際には腹腔鏡下手術の数倍の事故が開腹手術でも起きていたにもかかわらず、「腹腔鏡による」という枕詞を用いて繰り返し大きく報道され続けたからです。

ところが、このアンチ腹腔鏡的な報道による逆風は、意外にあっさりと鎮まりました。逆風のさなか、肝臓内視鏡外科研究会（金子弘真先生、若林剛先生）の主導で画期的な活動が始まりました。腹腔鏡下肝切除術を予定する患者さんを、手術前日までにすべてオンラインのデータベースに登録して、その手術結果を学会・研究会が監視するというシステムの運用が開始されたのです。現場の医師で構成される学術組織が主導して、手術の安全性を相互監視によって管理・評価するという、それまでにはなかった画期的システムです。

おそらく、このシステムの運用開始が影響したのだと思うのですが、開始してすぐに状況が大きく変わりました。腹腔鏡下肝切除術や膵切除術の中でも難易度の高い術式が次々と保険診療として施行することが認められるようになりました。腹腔鏡下手術に対する逆風はいつの間にか止んで消え去ったのです。

本当に「患者ファースト」で進められているのか

しかし、問題なのは、むしろこの逆風が消え去った後の話です。

今度は大学病院などの専門医療機関でも、先を争って腹腔鏡下の肝切除術や膵切除術が行なわれるようになりました。これまでの反動なのか、いまでは強すぎるくらいの追い風が吹いているのです。

そして、この「強すぎる追い風問題」のひとつが、「ロボット手術を含む腹腔鏡下膵頭十二指腸切除術」が保険診療として認められたことだと私は考えています。腹腔鏡下膵頭十二指腸切除術は、2016年に保険診療として施行することが認められて以降、この手術を腹腔鏡で行なう専門医療機関が徐々に増えてきています。

ところが、膵頭十二指腸切除術は、いまだに医療機関によっては20〜30%を超えて膵液漏れが発生しているという状況です。それにもかかわらず、より難易度が高く、より膵液漏れを起こしやすい腹腔鏡という手段が選択されるようになってきているのです。

もちろん、ほとんどの医療機関が安全性を保って行なっていると信じたいのですが、先に述べたように、ロボット手術を含めての腹腔鏡下手術には、メリットだけでなくデメリットもあります。膵臓と腸を縫い合わせるような繊細な作業の精度を極めて高いレベルまで引き上げるには、まだまだ限界があります。

以前に腹腔鏡下手術を否定していた肝胆膵外科の権威の方々のように、イノベーティブな技術に積極的に取り組む気鋭の外科医を理不尽に押さえつけるのはよくないことだと思います。しかし、新しい技術の導入の際には、本当に患者ファーストで進められているのかどうかが慎重に検証される必要があります。

私が逆風の中でも進み続けてこられたのは患者ファーストという大義をブレることなく貫いてきたからでした。人間を対象として行なわれる医療である以上、進める人もアンチの人も、患者ファーストでフェアな判断をしてこそ、そこに大義があるのだと思います。

なおロボット手術に関しては、肝切除術や膵切除術においては、いまのところ世間でもてはやされているほどのアドバンテージはないと私は考えています。

しかし、将来性は秘めていると思います。人間の身体機能も徐々に進化するのでしょうが、ご存じのようにテクノロジーはものすごいスピードで進化しています。人間の手でやる腹腔鏡下手術や開腹手術は「もうこれ以上はない」というレベルに近いところまで極められていると思いますが、ロボット手術には予想を超えた伸びしろがあると思います。

たとえば、膵頭十二指腸切除術の際に膵臓と腸を縫い合わせるような繊細な作業の精度も、今後、革新的な技術の進化によって、いまある限界をあっという間に超えてくるかもしれません。膵臓と腸の縫合は、膵液漏れを起こすか起こさないかがいちばんのポイントなので、ロボットをうまく使って膵液漏れを少なくしていくことができれば、これは患者ファーストの大義になるでしょう。

いずれにしても、そのあたりはこれからの課題です。

先に解説したように、膵臓がんは浸潤性タイプのがんで、染み込むように広がる性質を持っています。そのため、切除するときはできるだけ広めに周囲の組織や血管、臓器を一緒にまとめて取ったほうが、取り残しのリスクを下げられます。

だからと言って、何でも取ってしまうわけにはいきません。残すべきものは残さなければ、たとえ膵臓がんを取っても、患者さんはまともな生活をすることができなくなります。場合によっては生きていけなくなります。

膵臓の手術に限らず、がんの手術ではどこまで取るのが妥当かというギリギリのラインがあります。これを見極めるにはやはり多くの経験が必要です。経験というと、そういうギリギリの手術そのものの経験はもちろんですが、手術後の患者さんをどのくらいよく診たかという経験もとても重要です。たとえば、膵臓がんの手術で、膵臓の背側を通る上腸間膜動脈に絡みついている神経線維を部分的にでも剝がして取ってしまうと、手術後に結構ひどい下痢が続きます。下痢が続くと、栄養状態がなかなかよくならず、再発予防の抗がん剤治療もうまく継続できなかったりします。

膵臓がんの手術成績を少しでもよくするためには、そういった膵臓がん治療全体の専門的なノウハウが何よりも大切です。これは、腹腔鏡下手術やロボット手術の問題よりも何倍も重要だということを強調しておきたいと思います。

とにかく、膵臓切除のやり方は、開腹も、腹腔鏡も、ロボットも、それぞれにメリットとデメリット、そして、向き・不向きがあるのです。もしもみなさんが膵臓がんになって膵臓を切除する事態になったとしたら、担当の医師と十分に話をして、その医療機関でいちばん安全な方法を選ぶようにしてください。

第4章

膵臓がんを超早期に見つけて治す時代に

――ステージ0の上皮内がんなら90％の治癒率

ステージ0で見つけて根治を目指す

先に紹介したように、国立がん研究センターが発表している膵臓がん全体の5年生存率は、わずかに8・5％です。

これには、膵臓がんの大部分がステージ3やステージ4で発見されていることが大きく影響しています。ステージ3やステージ4まで進行していると、基本的には「すでに手術できない段階」ということになり、やはり長期間生存できる人の割合がとても低いのが現状です。そのような中で、2～3割程度の人たちがステージ1やステージ2の「手術が可能な段階」で見つかっています。そこで、このステージ1やステージ2で見つかった場合について、もうちょっとくわしく見てみましょう。

2012年に集計された日本膵臓学会の過去27年間の全国調査データでは、ステージ1の5年生存率がだいたい60～70％で、膵臓がん全体と比べるとずいぶんよいのが分かります。しかし、実は胃がんや大腸がんのステージ1と比べるとかなり悪いのです。そして、ステージ2だと15～30％くらいに一気に下がって、胃がんや大腸がんのステージ4とあまり変わらない成績になります。

ステージ１というのは膵臓がんの径が２センチ以下なので、たしかにがんが小さいうちに見つかってはいるのですが、やはりこれらのデータを見ても分かるのは、膵臓がんは、いったん腫瘤（腫瘍の塊）ができてしまうと、サイズが小さいうちから悪性度が高くなるということです。つまり周囲に染み込むように広がったり、遠隔転移を起こしたりしやすいため、画像検査で見つかるような大きさになったときには、すでにかなり進行しているということを示しています。

もちろん、近年、抗がん剤治療が急速に進歩していますので、たとえステージが進んでいても長生きできる患者さんが増加してきています。そのため、直近のデータはもっとよくなっていると思います。それでもやはり、胃がんや大腸がんと同じように治療成績をよくしていくためには、もっと早い段階で見つける必要があります。

そこで、ぜひみなさんに注目していただきたいのが、ステージ１よりさらに早い段階、つまりステージ０の膵臓がんです。日本膵臓学会の過去27年間の全国調査データでは、３万２６１９人の膵臓がん患者のうち、ステージ０で見つかったのは４１１人（１・２６％）しかいません。しかし、その４１１人の５年生存率は85・８％と、ステージ１以上の患者さんたちと比較するとかなり良好です。

また、この集計では患者さんが膵臓がん以外の原因で亡くなった場合でも、膵臓がんで亡くなった場合と同等にカウントされて生存率が計算されていますので、特にステージ0の患者さんが膵臓がんを克服できる確率はもっと高く見積もることができます。なぜかというと、人は長生きするほど他の病気にも罹りやすくなります。そのため、がんのステージが低いほど、生存率に対する他病死（がん以外の理由での死亡）の影響が大きくなるのです。

なので、ステージ0の5年生存率は、死亡原因を膵臓がんに限って集計すると、おそらく90％を超えるくらいにはなると思います。つまり、膵臓がんはステージ0で手術を受ければ、治してしまえる（根治できる）可能性が非常に高くなるということになります。

なぜこんなに成績がよいのかというと、ステージ0であれば、まず転移することがない。つまり、ステージ0の段階で見つかった不良たちは、教室の中に留まっているからです。

この段階の膵臓がんは「上皮内がん」と呼ばれます。前にも説明しましたが、膵管の内側表面には膵管上皮細胞が均一に並んだ薄い膜（膵管上皮）がカーペットのように内張りされています。「上皮内がん」というのは、がん細胞がその膵管上皮内に留まっている超早期段階のがんのことです。胃がんや大腸がんでいう粘膜内がんとほぼ同じ段階です。

がんというと塊《かたまり》になった形状のものを想像する人が多いと思いますが、この上皮内がんは、まだ「塊になる前」の段階です。細い膵管の表面に上皮内がんができると、カーペットに厚みや毛羽立ち、皺《しわ》などができて、平坦ではなくなります。もちろん顕微鏡レベルでしか見えない変化です。

この段階の膵臓がんは、まだ凶暴化して教室の壁や窓を壊し出す前の段階、つまりチンピラになって浸潤し始める前の段階です。ですから、おとなしいうちに見つけて手術できれいに取り除いてしまえば、転移も再発もなく、根治することができるわけです。

私のもとでこの上皮内がんの切除手術を受けられた患者さんは、この原稿を書いている時点ですでに１５０人を超えていて、これはおそらく日本国内トップの件数です。そこでこの章では、その経験をもとにステージ０の上皮内がんの診断と手術についてくわしく述べていくことにします。

最初は良性腫瘍、スイッチが入って上皮内がんにグレードアップ

最初に押さえておいてほしいのは、上皮内がんにはさらにその前の段階があるという点です。前の段階といっても、やはりがんと同じ「でき損ない」の腫瘍細胞であることには変わりありません。いわゆる「ちょい悪」、明らかな悪性ではなくて良性の腫瘍細胞です。

ただし、人間のちょい悪の不良とは少々違います。人間の金髪やリーゼントのちょい悪の不良くらいだと、必ずしも成長して本物の不良や、チンピラややくざになるとは限らず、更生して善良な市民になることもありますし、そのままあまり社会に迷惑をかけることなく一生を終える可能性は十分にあります。ですが、膵管上皮のでき損ない細胞は、人間と違って更生して善良な市民、つまり正常な細胞に戻ることはありません。そして、そのちょい悪具合が将来いったいどうなるのかは、その時点では判断できません。

これらの「でき損ない」の腫瘍細胞たちをどうやって見つけ出してどう取り締まるのか、これにはかなりていねいな検査や難しい判断が必要となってきますので、ここは段階を踏んでじっくり説明していくことにします。

前にも述べましたが、これまで長い間、膵臓がんの超早期（ステージ0の上皮内がん）

の診断においては、腫瘍性膵嚢胞であるＩＰＭＮもしくはＭＣＮばかりが注目されてきました。最近、そこに一石を投じているのが、膵上皮内腫瘍性病変（ＰａｎＩＮ：パニン）の存在です。いま、先進的な膵臓専門医たちは、ＰａｎＩＮを見つけ出すことで、腫瘍性膵嚢胞だけを対象としていた頃よりもはるかに多数の超早期がんを取り締まることができると考えています。

ここからは、嚢胞などの目立った形態的変化を見せることなく静かに悪性度を上げていくＰａｎＩＮの話題を中心に話を進めていきます。

ＰａｎＩＮは、ローグレードとハイグレードに分類されます。ローグレードは良性細胞つまりリーゼント頭の「ちょい悪の不良」で、ハイグレードが「本物の不良」上皮内がん（＝ステージ０）です。ローグレードはいつかグレードアップしてハイグレードになり、そしてハイグレードはいつか浸潤を起こして塊《かたまり》を形成し、ステージ１の膵臓がん「チンピラ」になります。

膵臓がんはいったんチンピラになると徒党を組んで（塊をつくって）教室の窓や壁を破壊（浸潤）し、あっという間にやくざになって学校の外にもあふれ出し、広域暴力団や国際マフィアになって遠隔転移を起こしてしまいます。要するに、膵臓がんは塊になって以降はどんどん浸潤して、どんどん手のつけられない状態へと広がっていってしまうということ。だから、膵臓がんはできることならステージ1のチンピラになる前、塊になる前のステージ0（本物の不良）のうちに見つけて手術で取っておきたい。

ところが、ちょい悪の不良のうちに取ってしまうと、まだ「がん」になる前の段階なのでフライングになってしまいます。つまり本物の不良（上皮内がん）の時期がもっとも取りごろなのですが、この取りごろの見極め（診断）が結構難しいのです。

ちょい悪の不良が、どこかでスイッチが入って本物の不良になり、そしてまた次のスイッチが入るとチンピラになるのですが、それぞれのスイッチがいったいいつ入るのか、それは誰にも予想ができません。1か月後かもしれませんし、10年後かもしれません。

さらに、この不良の悪さ度合いの見極め作業（病理診断）にも課題が残っています。ひとつは、ローグレードとハイグレードの境目をどうするのか、病理の専門医の間でまだ完全に意見が一致していないことです。そして、もうひとつは、ちょい悪の不良のリーゼント頭によく似た寝癖頭の生徒がしばしば混在していて、診断の邪魔をすることです。

ややこしいことに、膵管内で炎症が起こると膵管上皮の細胞が腫瘍細胞と見間違えるような変化を起こす場合があります。たとえていうなら、夜更かしして朝寝坊したときに、寝癖がついたまま学校に来たら、生徒指導の先生にリーゼント頭にしたと勘違いされるような感じです。でも寝癖頭であれば、腫瘍細胞とは違いますので、本物の不良になったりはしませんし、ましてやチンピラややくざの予備軍では決してありません。もしも寝癖なのに手術で切除されてしまうと、間違いなく「がんではないのに膵臓を取られてしまった」ということになります。

このように解決していかなければならない課題は、まだまだたくさんあるのですが、寝癖にせよ、ちょい悪にせよ、本物にせよ、とにかく不良を見つけ出すための診断のノウハウは、この数年の間にかなり蓄積されてきています。

状況証拠を積み重ねて「ＰａｎＩＮ」を追い詰めていく

このように不良細胞の悪性度診断は結構難しいのですが、加えてこれが顕微鏡レベルの問題であるという点が、話をさらに難しくしています。ローグレードであれハイグレードであれ、ＰａｎＩＮは顕微鏡でしか見えません。当然のことですが、顕微鏡でしか見えないものは、ＣＴでもＭＲＩでもＰＥＴでも見えません。

超音波内視鏡検査が膵臓がんを見つけるのに大いに役立つ検査方法であるということはすでに述べました。超音波内視鏡検査では、超音波装置を搭載した内視鏡を口から入れて胃の中へ進めます。胃や十二指腸の壁越しに超音波で膵臓の状態を観察すると、実際、膵管の膨らみや狭窄などの異常は的確に把握することができますし、ＩＰＭＮや貯留嚢胞などの膵嚢胞もつぶさに見つけられます。それに、ステージ1の塊になった膵臓がんも、超音波内視鏡を用いればかなり小さいものまで発見することができます。

しかし残念ながら、超音波内視鏡の力をもってしても、ＰａｎＩＮそのものを映し出すことはできません。膵管上皮は直径わずか1ミリかそれ以下の、膵管の壁に貼り付けられた薄いカーペットのようなものです。そのカーペットに厚みや毛羽立ち、皺などができて、平坦ではなくなっても、超音波内視鏡でそういったカーペットの微妙な異常を見極めることは困難です。

つまり、超音波内視鏡でもＣＴでもＭＲＩでも、「ＰａｎＩＮがここにあるぞ！」という確実な証拠を押さえて現行犯で逮捕することはできないわけです。

でも、確実な証拠がつかめないからと言って、がんの可能性のある被疑者をつかまえないまま、みすみす野放しにしておくという手はありません。そういうときに何とかして

「ＰａｎＩＮをつかまえる」にはどうすればいいのか。その答えが「状況証拠」を積み上げて逮捕状を取るという作戦なのです。要するに、間接的な証拠をいくつも集めて診断をつけようということです。

　ＰａｎＩＮそのものをかたちとして確認できなくても、周囲の状況から「どうもこれは怪しい」「かなりの確率でＰａｎＩＮがありそうだ」という所見を集めてきます。そういう怪しい所見を積み上げて、「ＰａｎＩＮがあるに違いない」と見立てていくわけです。

　ちなみに、間接的証拠となる怪しい所見、「間接的所見」には次のようなものがあります。

「嚢胞がある」
「主膵管に太くなっている部分（拡張）がある」
「主膵管に狭い部分（狭窄）がある」
「膵臓実質（黄色い部分）に萎縮している部分がある」

　ひとつずつ説明しましょう。まずは「嚢胞」。

膵臓実質内に嚢胞があって、それが貯留嚢胞であるならば、その部位にはＰａｎＩＮが発生しているケースがあるという点については前に述べました。貯留嚢胞は、簡単に言ってしまえば「膵液の水たまり」です。膵管の中でも比較的細い枝（分枝膵管）の部分で膵液の流れが悪くなって渋滞を起こすと、ごく限られた部分ですが、それよりも上流が膨らんできます。その丸く膨らんだ膵液のたまり部分が嚢胞として認識されているのです。つまり上皮内がんに関連してできた貯留嚢胞は、ＰａｎＩＮそのものではなく、その周辺に起きた変化ということになります。

なお、サイズの小さな嚢胞は貯留嚢胞と膵管内乳頭粘液性腫瘍（ＩＰＭＮ）とを区別することが難しいため、あっさりとＩＰＭＮと診断されてしまっていることが多いのですが、確たる証拠がなければ、「上皮内がんに関連した貯留嚢胞かもしれない」と疑ってみることが大切です。

次に「主膵管の拡張・狭窄」について。

膵臓の中央を貫いて流れている主膵管にも分枝膵管と同じような変化が起きます。後述するように、不良細胞たちは膵管上皮から剥がれ落ちやすいため、ＰａｎＩＮの部位ではカーペットの隙間から膵液が染み込んで、膵管の壁に亀裂が入りやすくなります。その部位には細かな炎症が起こり、免疫細胞がやってきてコンクリート（線維組織）で塗り固めて修復します。

そうすると、その部分だけ、膵管の直径が微妙に狭くなるのですが、正常な直径が1〜2ミリの主膵管であれば、ＭＲＩや超音波内視鏡でもその微妙な狭窄をとらえることができます。

さらに、その部分では膵液の流れが少々悪くなるのですが、そうするとその上流の膵管では膵液のうっ滞が起こり、上流側の膵管が膨らんで太くなってきます。こうなるとＭＲＩや超音波内視鏡だけでなくＣＴでも見つかることがあります。いずれにしても、膵管が異常に膨らんでいたり狭くなったりするのは、ＰａｎＩＮがあることを疑う重要な間接的所見になるのです。

そして、最近注目され始めたとても重要な間接的所見が、「膵臓実質の部分的萎縮」です。たとえば、丸のままのトウモロコシを、歯の丈夫な誰かがひとかじりすると、そこだけがくぼんだかたちになります。ＣＴやＭＲＩの断層画像で細長い膵臓を横から見ると、膵臓実質の部分的萎縮は、かじられたトウモロコシのくぼんだ部分のように見えます。また、時にはくさび状の切れ込みのように見えたりもします。

以前は、膵臓実質に部分的萎縮があっても、「鼻や目のかたちが人それぞれ違うように、膵臓のかたちだって人それぞれ」という感じで誰も気にしていませんでした。ところが、ここ数年のことですが、この膵臓実質の部分的な萎縮が、ＰａｎＩＮの発生と広がりに伴って徐々に進行することが分かってきたのです。

萎縮の原因は諸説あるのですが、やはりＰａｎＩＮの影響で膵臓のごく限られた範囲で膵液の流れが悪くなり、その狭い範囲だけが膵炎を起こして破壊されたり働きが悪くなったりした結果、膵臓実質が萎縮するのだというのがもっとも納得しやすい推論だと思います。いずれにせよ、この膵臓実質の部分的な萎縮もやはりＰａｎＩＮそのものを示す所見ではなく、ＰａｎＩＮの周辺で起きている変化を示す間接的所見です。

診断を下す膵臓内科医は、ＭＲＩや超音波内視鏡などを用いてこうした間接的所見を見つけ出します。そして、ひとつでも間接的所見が見つかればＰａｎＩＮを疑って次の検査に進みますが、やはり間接的所見が複数あるほうが、よりハイグレードなＰａｎＩＮ、すなわち上皮内がんが潜んでいる可能性が高くなることも徐々にわかってきました。そのため、こうして状況証拠を積み重ねることで「ＰａｎＩＮ」の逮捕状を得るべく捜査を進めていくわけです。

なお、先に説明したように、よりハイグレードなＰａｎＩＮすなわち上皮内がんは、スイッチが入ると膵管壁を破壊して浸潤し始めます。ＰａｎＩＮの間接的所見を積み重ねるべく超音波内視鏡検査を行なったところ、微小な塊《かたまり》が見つかって、実はすでにステージ1の膵臓がんになっていたというケースも決してまれではありません。このようにＣＴやＭＲＩでも見つからないような小さな塊が、超音波内視鏡で見つかることがありますので、超音波内視鏡は絶対に外せない検査です。

ＳＰＡＣＥで逮捕状を取りに行く

さあ、間接的所見がいくつか見つかったら、次は膵臓内に本当にＰａｎＩＮがあるのか、またあるのであれば、ハイグレードなのかローグレードなのか、これを診断するために次の検査に進まなければなりません。

そこで登場するのが膵液細胞診検査です。先にも述べたＥＲＣＰ検査の出番がようやく回ってきます。ＥＲＣＰ専用の内視鏡を口から挿入し、胃を通過して十二指腸まで到達させます。主膵管が開口する十二指腸乳頭部から主膵管の中に直接カテーテルを挿入するのですが、この細長いカテーテルは十二指腸、胃、食道、のどを通過して、反対側の端《はし》が鼻の穴から体外に出されます。このカテーテルを通して一日に数回、膵液を採取するのです。数時間かけて大量の膵液をためて、これを検査する場合もあります。採取した膵液は遠心分離器にかけて細胞成分だけを集めます。集めた細胞をスライドグラス上に固定して顕微鏡で観察します。

この検査方法は連続膵液細胞診（Serial pancreatic juice aspiration cytologic examination：ＳＰＡＣＥ）と呼ばれています。でき損ないの腫瘍細胞は、わりと簡単に膵管の壁から剝がれ落ちて膵液中に浮遊しますので、ＰａｎＩＮだけでなく浸潤がんも含めた腫瘍の存在を証明するための方法として、最近では定番になってきました。

腫瘍細胞があれば、これは直接的所見になります。しかし、逮捕状を請求するための決定打にはなりません。実はＳＰＡＣＥには細胞診ゆえの弱点があるのです。

ＳＰＡＣＥの問題点のひとつは検査に伴う合併症、急性膵炎です。ＳＰＡＣＥは急性膵炎のリスクを承知のうえで受ける必要があります。急性膵炎はカテーテルの挿入などによって膵管内から膵臓実質を刺激することによって起こるのですが、急性膵炎については初めの方で説明しましたので、そちらをご参照ください。ここでは診断に関係する問題点に絞って説明していくことにします。

細胞診検査というのは、個々の細胞の外観を見て診断する方法です。しかし、腫瘍の悪性度を正しく診断するためには、腫瘍細胞の整列の仕方や周囲との関係も重要な判断材料となります。要は、剥がれ落ちてきた細胞を見るだけでは診断に限界があるということです。

より正確に診断を進めるためには、一定の範囲の組織構造がそのままの状態で採取されたサンプルが必要なので、腫瘍の一部を少なくとも0・1ミリ角ぐらいの大きさでガブッとかじってくる必要があります。そうやって行なう診断方法は「組織診検査」と呼ばれますが、膵管の壁をガブッとかじるのはそもそも膵炎のリスクがありますし、技術的にも非常に難しい。そうすると、結局のところＰａｎＩＮの診断においては、「細胞診検査」で妥協せざるを得ないというのが現状です。

病理診断学ないし細胞診断学の分野では、金髪やリーゼント、角刈り、パンチパーマのように、パッと見で危なげに見える格好をしている細胞をまとめて「異型細胞」と呼びます。もちろん、実際には「髪形」ではなくて細胞核のかたちなど、ちゃんとした医学的な定義がありますが、専門的すぎるのでここでは割愛します。

前にも説明しましたが、膵管内で炎症が起こると、膵管上皮の細胞が腫瘍細胞と見間違えるような寝癖頭になって現われる場合があります。細胞診検査では寝癖頭も異型細胞の一種として扱わざるを得ませんので、注意が必要です。

寝癖頭も含めて、異型と思われる細胞が見つかると、その異型の度合いが何段階かに分けて診断されることになっています。通常は「クラス３」とか「クラス４」といった「クラス分類」が使われますが、その境目の判断がやはり難しい。実際のところ、病理の専門医の間でも結果が分かれることがしばしばあります。

そのような中で、上皮内がんもしくはそれを疑うような異型の強い細胞が見つかると、その他の間接的所見との合わせ技で逮捕状が出て、手術で取ることを検討することになります。逆に、ＳＰＡＣＥを行なって異型の強い細胞が見つからない場合は、間接的所見が積み重なっていたとしても逮捕状は出ません。定期的な画像検査を継続し、必要に応じて数か月後に再びＳＰＡＣＥを行ないます。

まだがんのスイッチが入っていないかもしれない問題

浸潤がんや上皮内がんがあれば、手術で取り除いておくほうがよいことはどなたでも理解できると思うのですが、ローグレードＰａｎＩＮだと、まだがんになる前段階なので、リスクの高い膵臓切除の手術を受けるのはちょっと早すぎるような気が、私もします。

でも繰り返しになりますが、ローグレードＰａｎＩＮから、上皮内がん（ステージ0）、浸潤がん（ステージ1）へと、どこかでスイッチが入ってそれぞれの段階が上がるものの、それぞれのスイッチがいったいいつ入るのか、誰にも予測ができない。1か月後かもしれませんし、10年後かもしれません。けれど、膵臓がんはできることならステージ1になる前、塊になる前のステージ0のうちに見つけて手術で取っておきたい。

そういうところに、膵液の中から異型細胞が出てきたら、つまり、「少なくともローグレードＰａｎＩＮの腫瘍細胞がいます」と診断されたらどうすればよいのか。そのままにしておくのもちょっと心配です。

このように、ステージ0の膵臓がん（上皮内がん）の診断には、常に「まだがんのスイッチが入っていないかもしれない問題」がつきまといます。実は、私にもどうすればよいのかすぐに明確な答えは提示できません。

ですので、私はどのくらい上皮内がんの可能性があるのか、またどのくらい先までに浸潤がんになる可能性があるのか、膵臓を切除するとどんなリスクやデメリットが生じるのかといった専門情報を患者さんに可能な限り提供して、患者さんと時間をかけて話をします。患者さんやその家族の理解度を確認し、彼らの価値観や人生観、心配度合いなどとのバランスを十分に考慮したうえで、手術を受けることに納得されていることが確認できた場合に限って手術を行なう方向で準備をすすめています。

異型の強い細胞が見つかっても、まだがんのスイッチが入っていない可能性もあるわけですが、今後、いつスイッチが入って上皮内がんに変わるのかは誰にもわかりませんし、すでにスイッチが入っていれば、次のスイッチがいつ入って浸潤がん（ステージ1）になるのか、これもまた誰にもわかりません。

実際にあった話ですが、他の医療施設で上皮内がんの可能性があるため手術を勧められ

● ステージ0の早期膵臓がんの診断と治療

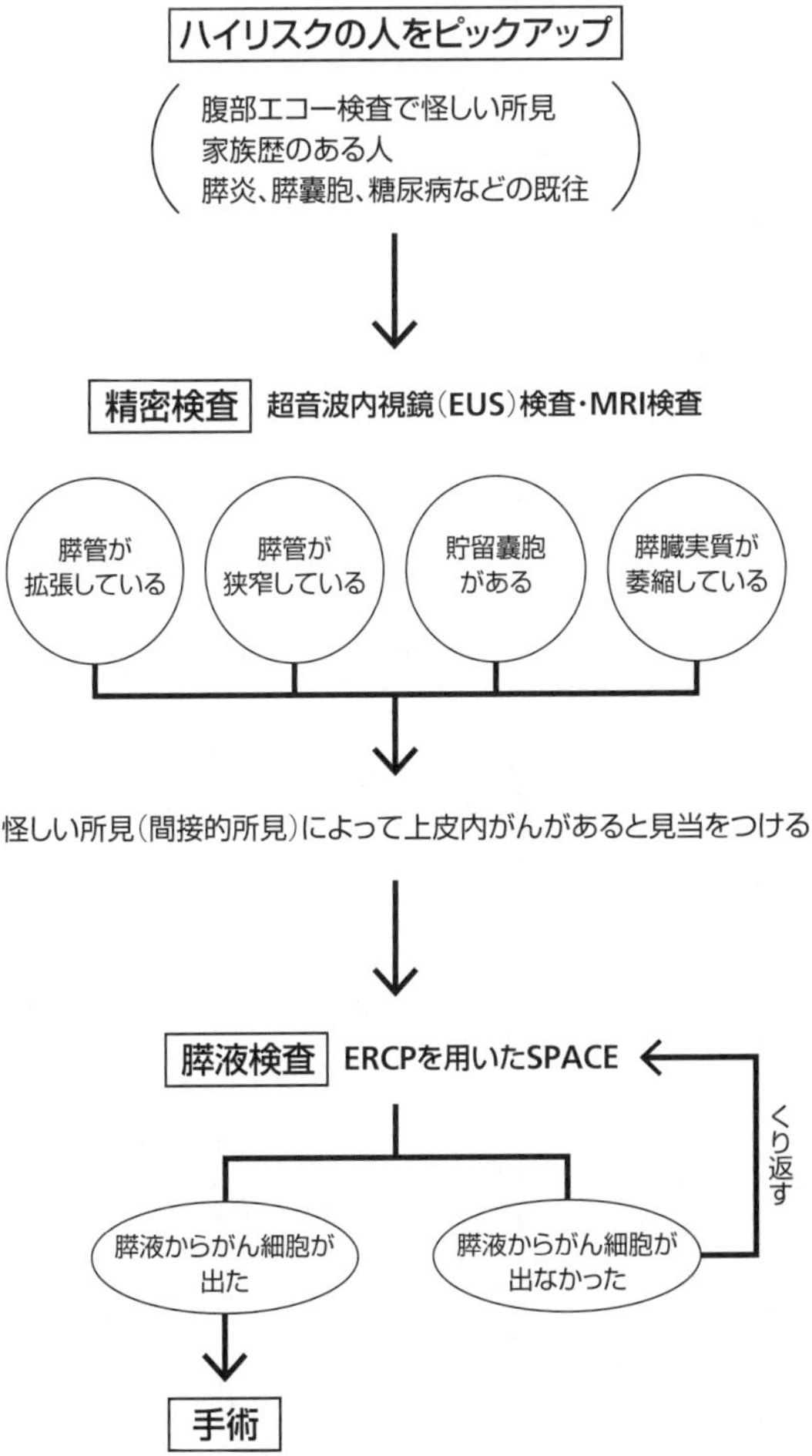

ていた患者さんがいて、その医療施設の外科医から手術のリスクについてかなり厳しい説明を受けたためにいろんな外科医に相談して回った結果、その患者さんは1年3か月ほど手術を受けずにいました。最終的に私のもとで手術を行なったのですが、手術後の病理組織検査で、すでにがん細胞が膵管の壁を破壊して浸潤がんになっていることが判明しました。おそらくあと数か月後には、ＣＴやＭＲＩでも明らかな塊が分かるくらいの状態になっていたものと思われます。

その一方で、手術をしなくても、あと数年間は膵臓がんで死なずにすむ可能性があるのならそちらに賭けたいという患者さんも実際におられます。ほとんどが80歳以上の高齢の患者さんなのですが、手術を行なわずに定期的な検査で経過を見ています。なかには、画像検査でまったく変化がないまま、すでに3年ほど経過している患者さんもいます。

繰り返しになりますが、東京女子医大では、ＰａｎＩＮに対して手術を行なうのはあくまで異型度の高い細胞、つまりがん細胞もしくはがんの可能性が高い細胞が見つかっていることが前提。ここまで説明したように、最終的には状況証拠の積み重ねで手術をお勧めするかどうかを判断するのですが、たとえいくつかの間接的所見が見つかっていても、患者さんの膵臓に異型度の高い細胞があるという確証が取れるまでは、手術をお勧めすることはありません。

がんはいったい何処にあるのだ問題

上皮内がん、すなわちステージ0膵臓がんの診断には、さらにもうひとつ問題点があります。

通常、膵臓がんの手術は、膵頭部にがんがあると考えられる場合には「膵頭十二指腸切除術」を行ない、膵体部や膵尾部にがんがあると考えられる場合には「膵体尾部切除術」を行なうことになります。つまり、膵臓全部を摘出するのでなければ、膵頭部側か膵尾部側のどちらかの膵臓が残ります。

ステージ1や2の場合はがんの直接的所見として画像検査で塊《かたまり》が見えるので、膵臓がんの位置がはっきり分かるのですが、ステージ0の上皮内がんは画像検査で間接的所見しか見えません。間接的所見は腫瘍そのものを見ているのではなく、腫瘍の周辺で起こる膵管や膵臓実質の形状の変化を示しているものです。ですので、必ずしも間接的所見のある場所にがん細胞がいるという保証はありません。

また、たとえＳＰＡＣＥで異型細胞が見つかっていても、ＳＰＡＣＥでは膵管壁から剥がれ落ちて膵液内をうろついていた身元不明の不良細胞をつかまえただけなので、その不良がどこの地区出身なのかまで同定することはできません。

このように、ステージ０の膵臓がんの診断には、前項に示したような「まだがんのスイッチが入っていないかもしれない問題」に加えて、「がんはいったい何処にあるのだ問題」があるのです。

「がんはいったい何処にあるのだ問題」への対応も、やはり「状況証拠の積み重ね」が基本となります。画像検査の間接的所見を頼りに、状況証拠が積み重なった部位を中心に切除する膵臓の範囲を決定します。そのため、必然的にちょっと大きめに切除しなくてはならなくなります。

つまり、膵頭部側を取る場合も、膵尾部側を取る場合も、「嚢胞がある」「主膵管に狭窄がある」「膵臓実質に萎縮がある」といった間接的所見のある部位に、さらに１～２センチ余分に正常な膵臓を含めたラインで膵臓を切断します。「主膵管の拡張」は狭窄部位の上流全体に起こる間接所見なので、通常、拡張部分をすべて切除することにはなりません。

ところが、こういった上皮内がんもしくは上皮内がんを強く疑う膵臓を、これまで多数切除してきて分かったことがあります。手術で取り出した膵臓を顕微鏡でくわしく調べると、なんとも厄介なことにＰａｎＩＮが１か所だけではなく、あっちにもこっちにも飛び飛びにできているケースが少なくないのです。

たしかに、複数の間接的所見がしかもはっきりと確認できる部位ほど、異型が強い、つまり上皮内がんもしくは良性だけれどもがんに近い細胞が集まっているケースが多いのですが、そうでもない場所にもポツンと上皮内がんが見つかることがあります。こうした傾向が明らかになってきたのはごく最近のことなのですが、実は「膵臓がんの多くが多発性なのではないか」という考えも無視できなくなってきているのは事実です。

多発性と言っても、桜が一気に満開になるようにいくつもの浸潤がんができるのではありません。まずローグレードＰａｎＩＮが多発します。その中からどこかで最初にスイッチが入って上皮内がんができます。その後、またどこかで上皮内がんができます。どちらもしばらくは膵管内でゆっくりと広がっていきます。そしてある日突然、どちらかの上皮内がんにスイッチが入って、浸潤がんが生まれます。とりあえず浸潤がんの塊が１個できるのです。さすがに塊になると通常のＣＴやＭＲＩで診断されやすくなり、しかもここだけが一気に注目の的になって、周りのことはみんなあまり気にしません。

私たち膵臓がん専門医は、これまでこの１個の塊だけを必死で治療していました。スイッチが入る前の上皮内がんやローグレードＰａｎＩＮが切除後に残った膵臓に隠れていることを知らずに……もしくは気に留めずに。それもそのはずです。浸潤がんは非常にタチが悪いですから、救命が第一なので、浸潤がんが見つかったらスイッチが入る前の上皮内がんやローグレードＰａｎＩＮなどにかまっている場合ではありません。

東京女子医大では、膵頭部側を取る場合も、膵尾部側を取る場合も、間接的所見のある部位のすべてと、さらに１〜２センチ余分に正常な膵臓を含めたラインで膵臓を切断しています。そして、残った部分の膵臓は、数か月〜半年に一度の間隔で、定期的に画像検査を行なって、新たに間接的所見が現われないかをチェックしています。

しかし、間接的所見が膵臓全体にある場合は、膵臓全摘出術をお勧めすることもあります。なかには、間接的所見が膵臓全体に広がっていなくても、みずから膵臓全摘出術を希望される患者さんもいらっしゃいます。年齢が比較的若い患者さんや、親や兄弟姉妹のどなたかが膵臓がんになってしまった患者さんの中に、膵臓がんの多発性の問題まで考慮して、そういう決断をされる方が実際におられます。

　膵臓がすべてなくなっても、最近は外分泌機能を補うための消化酵素剤や内分泌機能を補うためのインスリン製剤が発達してきたため、胃をすべて残して小腸とうまくつなぎ合わせれば、栄養不良になったりせずに、美味しいものを食べて、元気に生きてゆくことができるようになりました。

　また、テクノロジーの発達は目覚ましいものがあります。血糖値センサーとこれに連動した人工膵島（インスリンを自動的に体内に注入する装置）の研究と開発が進んでおり、そう遠くない将来に体内に埋め込むタイプの装置も開発されるのではないでしょうか。また、ｉＰＳ細胞を用いてつくった膵島細胞を体内に移植する方法などが確立されれば、人工膵島さえ不要になるでしょう。

　膵臓をすべて取り除けば、新たに膵臓がんになる心配はなくなりますので、膵臓全摘出術は究極の膵臓がん治療とも言えます。こういった新しい概念のもと、新しい技術の開発が進めば、近い将来、膵臓がん治療は大幅に変わってくることでしょう。

切除した膵臓の中に上皮内がんがあっても見つけきれない問題

いずれにせよ、手術で取り出した膵臓は顕微鏡でくわしくチェックすることになります。病理組織検査です。

手術で取り出した膵臓をホルマリンに浸けて固めて、かまぼこのように約5ミリ幅でスライスします。おおかた20枚以上の「膵かま」（膵臓かまぼこ）スライスができます。この20枚以上のすべての膵かまの一方の断面を、顕微鏡を通してじっくりと観察して、膵管の上皮に異常がないかをチェックしていくわけです。

顕微鏡で見て、膵管壁の内側に張られたカーペットに厚みや毛羽立ち、皺などができて平坦ではなくなると、ＰａｎＩＮの存在を疑って、さらに詳細に観察します。その結果、細胞の顔つきや並び具合が粗悪であると判断されれば、上皮内がんと診断されます。

ただし、５ミリ幅の膵かまスライスの断面以外の部分、つまり膵かまスライスの内部は、通常調べていません。なので、もしも内部の小さな範囲に上皮内がんが潜んでいると見落としてしまいます。１個の細胞は大きく見積もると10マイクロミリ（１００分の1ミリ）くらいです。５ミリの幅があると、単純に横に並べても細胞が最低５００個くらい並びます。膵かまスライス内を中心から辺縁に向かって走向する分枝膵管であれば、２〜３センチの中にその数倍の細胞が並んでいます。そこに上皮内がんができていると、膵かまスライスの中に埋まったままなので、病理組織検査では検出できません。

たとえば、膵かまスライスをさらに薄くして2・5ミリ幅にすると、もう少しくわしく調べられるのですが、実際に2・5ミリ幅の膵かまスライスをすべてきれいに切るのは結構難しくて、有名どころのすし職人に依頼しても毎回うまくいくかどうかわからないようなレベルです。

また、20枚以上の膵かまスライス断面を観察するだけでも、病理医は相当の労力を使います。これが40枚以上となると、労力がかかりすぎて他の仕事ができなくなってしまいます。「医師の働き方改革」が半ば強引に進められている現況では、そんなことを病理医にお願いするだけでも、病院長に呼び出されて厳重注意になりそうです。

このように、膵臓の上皮内がんの診断と治療においては、「まだがんのスイッチが入っていないかもしれない問題」や「がんはいったいどこにあるのだ問題」だけでなく、「切除した膵臓の中に上皮内がんがあっても見つけきれない問題」もあるのです。

実は、私のもとで画像検査の間接的所見を頼りに、状況証拠を積み重ねて上皮内がんを強く疑って膵臓切除術を行なった患者さんのうち、約3割が切除した膵臓の病理組織診断でローグレードPanINしか見つかりませんでした。このようなケースで、本当にローグレードPanINしかなかったのであれば、手術で膵臓を取るのはまだ早すぎた可能性があります。しかし、膵かまスライスの内部に上皮内がんが隠れていたのかもしれません。どんなに科学的にアプローチしても、人の手でやる以上は、精度の限界というものがあり、膵臓を切除すべきであったのか、まだ早すぎたのか、100%間違いのない答えにはなかなか行きつけません。しかしながら、少なくともこの段階で膵臓を切除したことによって、膵臓がんによる生命の危機から逃れた人が相当数おられることは間違いないと思います。

私こんなに元気なのに本当に手術が必要なの？

こんな具合なので、ステージ0の膵臓がんの早期診断・早期治療に対しては、懐疑的立場の医師もいます。「この段階で膵臓を取るのは過剰診断、過剰治療なんじゃないか」とか「結局、がんの一歩手前のやつを取るのを正当化しているだけじゃないか」とか、厳しい言葉をかけられる場合もあります。

たしかに、「まだがんのスイッチが入っていないかもしれない問題」や「がんはいったい何処にあるのだ問題」、さらに「切除した膵臓の中に上皮内がんがあっても見つけきれない問題」がある中、〝見切り発車〟で治療に移っている部分があるのは否定できないと思います。そのため、手術をするかどうか、最終的には患者さん個人の価値観をもとに決断していただくしかないのです。

患者さんの中には、「自分に早期の膵臓がんの疑いがある」ということを、自分の中で事実としてなかなか受け入れられない人もいます。ステージ0の上皮内がんの段階では、ほとんどの場合まったく何の症状もないのが当たり前です。毎日普通に生活を送っていて、仕事をバリバリこなしている人もいれば、スポーツや趣味などに情熱を傾けてがんばっている人もいます。そういう普段の姿からは、病気の影など微《み》塵《じん》も感じられません。

そういった方々が膵臓がんと診断されて「膵臓を取ることになるかもしれない」と言われても、すぐには受け入れることができないのは当たり前です。実際、これまで、多くの患者さんと話をしてきて、「私、こんなに元気なのに、本当に手術が必要なんでしょうか」「何の症状もないのに、手術で膵臓を取らなきゃならないのでしょうか」といった戸惑いを吐露されたことが何度もあります。

もちろん、なかなか受け入れられないのは無理からぬ話だと思います。そのような気持ちの中で、〝見切り発車〟を勧められても、いま手術を受けておいたほうがいいのか、受けないほうがいいのか、悩むのは当然でしょう。

また、ローグレードPanINにスイッチが入って上皮内がんになるのは、もしかしたら何年も先の話かもしれません。膵臓を切除すると毎日インスリン注射を打つ生活を送らなければならない人もいるわけですが、もし見切り発車の手術をしなければ、スイッチが入るまでの何年間かを（インスリン生活にならず）いつも通りに過ごせるわけです。手術で膵臓を取った後に、〝本当にこれでよかったのだろうか〟という気持ちが残る場合もあると思います。

ただ、その一方で、「膵臓がんは浸潤がんになると一気に予後が悪くなる」という事実があります。ステージ1の5年生存率がだいたい60〜70％、ステージ2だと15〜30％。ところが、ステージ0の上皮内がんのうちに取ってしまえば、90％を超える治癒率で根治が期待できる。膵臓がんの怖さ、先々自分の身に起こり得るかもしれない事態の深刻さを考えると、「いまのうちに取っておいたほうがいい」という判断になってしまう人も少なくないと思います。

アンジェリーナ・ジョリーさんの決断

ここで、ハリウッド女優・アンジェリーナ・ジョリーさんの話をしておきたいと思います。いったい、なぜ突然アメリカの有名女優の話になるのか。

ご存じの方も多いかと思いますが、アンジェリーナ・ジョリーさんは２０１３年、遺伝子検査を受け、乳がんと卵巣がんの発生率が高くなるとされる遺伝子「ＢＲＣＡ１」の変異があることが判明しました。そして、乳がんを予防するために両方の乳腺を切除する手術を行なったのです。彼女の母親が卵巣がんで早世していたことも影響したようで、「乳がんリスクを抑えるために、まだがんになっていないうちに乳房を取る」という彼女の思い切った決断は、世界中で大きなニュースとなり反響を呼びました。

また、その２年後の２０１５年、アンジェリーナ・ジョリーさんは卵巣と卵管の切除も行なっています。このときは「ＢＲＣＡ１」遺伝子変異のリスクだけでなく、定期検査で腫瘍マーカーが高値になり、「初期の卵巣がんの可能性もある」ということを医師から指摘されていたそうです。自身の母親を含め、３人の近親者を乳がんや卵巣がんで亡くしているジョリーさんは、早期切除を決意。もっとも、手術で摘出した卵巣の組織には、腫瘍はあったものの良性で、がんにはなっていなかったといいます。

なぜ私がこの話を持ち出したのか。みなさんはもうお分かりでしょう。

そう、〝見切り発車〟で治療に移るステージ０の膵臓がんの手術と、アンジェリーナ・ジョリーさんが決意して受けた２つの手術には、似た部分があるのです。

まだがんになっていない可能性があっても、自分が今後がんになるリスクが非常に高いことが分かったら、「予防」のためにそのがんが発生する前に臓器を切除してしまうほうが安全なのではないか、という考え方です。

膵臓がんの場合、生命へのリスクの度合いは乳がんや卵巣がんよりも深刻です。もちろん、乳がんや卵巣がんでも亡くなる人はいます。でも、膵臓がんと比べたら、死亡のリスクはかなり低い。５年生存率で言えば、「乳がんが90％以上」「卵巣がんが60％」なのに対し、「膵臓がんはわずか８・５％」です。

膵臓がんは、乳がんや卵巣がんよりも死に関わってくる確率がグッと高いわけですから、長生きをしたい人であれば「より高い危機感」や「より高い予防意識」が働いて、「少しでもリスクがあるのなら、いまのうちに切除しておこう」と、予防的切除を考えるのは、私はわりと自然なことなのではないかと思っています。

とはいえ、それじゃあ膵臓がんになりそうだから早々に膵臓を取ってしまうかというと、膵臓の手術は乳房の手術よりも命に関わるリスクが何倍も高いですし、膵臓がなくなるとインスリンや消化酵素剤が一生欠かせなくなります。ですので、膵臓がんのリスクがあっても予防的に膵臓を切除する決断は、乳房よりもハードルが高いと思います。

そうすると、やはり定期検査ということになります。

以前にご紹介した菊山正隆先生は膵臓がんの家族歴のある人だけでなく、糖尿病や膵嚢胞といった膵臓がんのハイリスク因子を持つ人たちを集めて「膵臓がんドック」を行なっています。膵臓がんドックでは、超音波内視鏡検査やＭＲＩ検査を定期的に受けていただいて、怪しい所見がないかをチェックします。そして、状況証拠（間接的所見）が積み重なってくるようであれば、次の段階の検査としてＳＰＡＣＥを行ないます。その結果、異型の強い細胞が見つかると、これが決断のポイントになります。つまり手術で「がんの芽」を撤去しておくことを提案することになります。ここからが、外科医である私の出番になります。

「まだがんのスイッチが入っていないかもしれない問題」がある中、〝見切り発車〟で膵臓を取ることを提案するわけですから、やはり一定の割合でがんのスイッチが入る前の患者さんが含まれます。そういった患者さんが膵臓を切除する手術を受けた場合は、結果的に予防的切除を行なったことになってしまいます。

そこで、膵臓の切除手術のリスクや手術後の生活や健康状態がどのようになるのか、などを詳細に説明します。もちろん〝見切り発車〟であることも説明します。そういうことをできる限り理解していただいたうえで、可能な限り患者さんご自身の意思で手術を受けるかどうかを判断していただくようにしています。

なお、膵臓がんも5％から10％は家族性ではないかと考えられていて、アンジェリーナ・ジョリーさんが行なったような、家族性がんを見つけるための遺伝子検査は、膵臓がんの場合でも行なうことができます。しかし、いまのところ、発がんに関連する遺伝子変異が見つかる確率はそれほど高くないため、保険診療として検査を行なえる段階には至っていません。少なくとも現時点では、定期検診などでＰａｎＩＮの証拠を積み重ねて逮捕状を取るやり方のほうが、真犯人をつかまえられる確率は高いと言えます。

自分ならいったいどうするか

もしも私自身が「ステージ0の膵臓がんの疑いがある」と診断され、膵臓を取るか取らないかという事態になったら、どういう選択をするでしょうか。

正直なところいますぐ答えられません。

でもたぶんいま、目安としてたとえば「週末にジョギングができる程度の体力を維持している状態」なら、膵臓全摘出術を希望すると思います。理由は、膵臓がんが多発性である可能性が低くないと考えていることと、膵液漏れのリスクがゼロになることから、合理的な選択肢だと思うからです。実は、この原稿を書きながら、私はそういう価値観を持っていることに改めて気づいたのですが、いずれにしても、どういう選択をするかはそのときの年齢や体力、仕事の状況などによっても変わってくるでしょう。そのときになってみないと分かりません。

私自身の考えも一定していないので、患者さんがどうしてよいのか分からないのは当然のことだと、つくづく思います。そのため、私は患者さんとかなり時間をかけて話をします。毎回30分や1時間くらいかけてじっくり話します。結構な時間をかけて話し合った後でも、それから1か月くらい間をあけて再び外来に来てもらって、もう一度初めから話をし直すこともあります。

超早期のがんと言ってもスイッチが入ってしまうと浸潤がんになりますので、あまりゆっくりもしていられないのですが、それでも、とくに膵臓全摘出術を選ぶかどうか悩んでおられる患者さんとは、「話をする期間」だけで半年くらいかけたこともあります。

ああいう考え方もあれば、こういう考え方もある、いろいろな選択肢があるんだということを患者さんに示します。最終的に患者さんご自身が道を選べるように、専門的な情報をいかにかみ砕いて説明するかというところに注力します。

実は、このように患者さんと繰り返しお話をしていると、だんだんその方がどういう価値観を持っているかが分かってきます。たとえば、もし、「自分はもう、あと5年も生きれば十分だ」と考えている人なら、手術をしない道を選び、その5年の間にがんのスイッチが入らなければ、そのほうが満足した人生を送れるかもしれません。

一方、「とにかくかわいい孫が成人するまで、少なくともあと10年は生きるんだ」と考えている人なら、毎日インスリン注射を打つことも苦にならず、手術で膵臓を取る道を選び、膵臓がんの不安をすっかり払拭《ふっしょく》したうえで生きていくほうが幸せかもしれません。

このように、命の危険がまだすぐそこにはない場合、その人の生き方に対する価値観によって、膵臓を手術で取るか取らないかの選択はさまざまに変わってくると思います。だから、私は患者さんと話をしながら、さまざまな選択肢があることを示し、それぞれのリスクとベネフィットを天秤にかけて、少しでも満足できる選択肢を納得して選べるようにナビゲートすることを心がけています。

膵臓がん早期診断の道を切り開く異色のツートップ

ここまでご紹介したような膵臓がんの早期発見・早期治療は、現状では全国的に普及しているとは言い難い状況です。でも「膵臓がんを早く見つけて治す」ためのシステムが日本中に広がるのはそれほど遠い話ではないと思います。

ここまで述べてきたように、ステージ0の膵臓がん、すなわち上皮内がんの診断と治療は、通常のがんのそれとはだいぶ様相が異なります。

胃がんとか大腸がんは、上皮（粘膜）内がんのままそれなりの大きさまで拡大しますので、人間ドックなどで、口や肛門から挿入する内視鏡検査を受けると、粘膜内がんを直接見て発見することができます。ところが、膵臓がんの場合はそうはいきません。上皮内がんは直径わずか１ミリかそれ以下の膵管内にあるため、内視鏡で直接見て発見することはできませんし、１センチを超える塊になって、ＣＴやＭＲＩで見つかったときには、すでに転移を起こしている可能性が高い。

膵臓の上皮内がんを見つけるためには、がんそのものを見つけるのではなく、がんによって起きる周りの変化、間接的所見を見つけるという〝からめ手〟を用いなくてはならない。そして、いくつもの状況証拠を集めて積み重ねて、外堀を埋めるようなかたちで診断へとこぎつけていくわけです。診断ひとつつけるのにも、さまざまな問題をクリアしながら慎重に進めていかねばならず、たいへん多くの労力が費やされていることがお分かりいただけたでしょう。

こうした診断のために日夜尽力しているのは膵臓や胆嚢、胆管の病気を専門的に扱う胆膵内科や膵臓内科の先生方です。ステージ０の膵臓がんでは「診断をつける内科医」と私たち「手術を行なう外科医」とが緊密に連絡を取り合って情報を共有しながら治療にあたるのですが、私は胆膵内科の先生方がステージ０の診断をつけるまでの奮闘努力にいつも頭が下がる思いでいます。

膵臓がんの5年生存率を大幅に上げるためには、早期診断実現のために惜しむことなく知恵と労力を注ぎ込んでいる胆膵内科の先生方の力が不可欠です。

ここでちょっと、こうした膵臓がんの早期診断の道を切り開いてきたふたりの医師の功績について述べておきましょう。

ひとり目は、ＪＡ広島厚生連尾道総合病院の花田敬士先生です。

花田先生は「尾道方式」と呼ばれる膵臓がんの早期発見プロジェクトを立ち上げた人物として有名です。広島県尾道市には、従来、地域の医療機関の連携システムが根づいていたのですが、これをうまく活かして、２００７年から膵臓がんを早期発見するためのプロジェクトをスタートさせたのです。

まず地域のクリニックなどの小さな医療機関で、かかりつけの患者さんの中から膵臓がんのハイリスク因子を持つ患者さんを見つけてスクリーニングのための腹部超音波（エコー）検査を行なってもらいます。もし膵管拡張や膵嚢胞などが見られたら、地域の中核病院であるＪＡ尾道総合病院で定期的に超音波内視鏡検査やＭＲＩ検査などを行ないます。そこで怪しい所見が見られたら、超音波内視鏡検査やＥＲＣＰを用いた細胞診検査、組織診検査などの精密検査を行なって早期にがんを見つけていくというもの。つまり、地域の医療機関を巻き込んで膵臓がんのハイリスク因子を持つ人たちをピックアップし、早期に膵臓がんを見つけるための定期検査を受けてもらうという検診システムを構築したわけです。

このプロジェクトがスタートして、尾道市の膵臓がんの患者さんの５年生存率は、全国平均の３倍近いパーセンテージにまで伸びたといいます。また、花田先生は、ＪＡ尾道総合病院で定期的に「すいがん教室」という会を開催し、膵臓がんの早期診断のための啓発・啓蒙活動も行なっています。これは地域の開業医と知識共有を行なって、「尾道方式」の早期発見プロジェクトをさらに効果的で実のあるものにしていこうというもの。こういった地域ぐるみで膵臓がんを早期発見・早期治療しようという活動が今後全国的に広がっていけば、日本全体の膵臓がんの５年生存率も徐々に上がっていくことが期待されます。

もうひとりは、私の同僚である東京女子医大病院の菊山正隆先生です。

先にも紹介しましたが、ちょっと変わったオタク系医師の菊山先生も超音波内視鏡を用いた早期膵臓がん診断のエキスパートです。

菊山先生は、やはり花田先生と同様に静岡市で膵臓がんハイリスクの人たちを集めて定期的に超音波内視鏡検査やＭＲＩ検査を行なっていたのですが、２０１６年に、当時は私も勤務していた東京都立駒込病院に移って来られました。人口の集中する首都圏では、クリニックの先生からの紹介だけでなく、クチコミであっという間に検診希望の患者さんが増加しました。２０２２年に私が勤める東京女子医大病院に移っていただいたのですが、大学経営陣の設備投資が停滞して設備拡張が間に合わず検査件数がこなせないため、最近は東京駅裏のＡＩＣ八重洲クリニックで「膵臓がんドック」を開いて、そちらでかなりの件数の定期検査を行なっています。検査数が多ければ、病気の見つかる件数も増えますので、経験とデータもどんどん蓄積されます。首都圏ではこれが加速度的なので、オタク系の菊山先生は、還暦を過ぎているにもかかわらず、さらに年々アクティブになっている印象です。

菊山先生のドックに集まっているのは、家族歴のある人、すなわち「親兄弟に膵臓がんになった人がいる」という遺伝素因リスクの高い人や、かつて膵嚢胞があるのを指摘されたことのある人、糖尿病や膵炎などの既往がある人など、膵臓がんのハイリスクの人たちです。

こうした患者さん方に対し、菊山先生は最低でも年に2回の定期検査を行ないます。半年に1回の超音波内視鏡検査と、その半年後に行なうＭＲＩ検査です。体への負担なども考慮しながらより早く怪しい所見を見つけていくには、最低でも年2回、この組み合わせで検査をするのが妥当なようです。

この定期検査によって、主膵管の拡張や狭窄、貯留嚢胞、膵臓実質萎縮などの怪しいサインが見つかると、まずは、超音波内視鏡で膵臓をくまなく観察して、腫瘍の塊《かたまり》がないことを確認します。どんなに小さくても塊があるときは、すでに浸潤がんができているかもしれません。塊がなければ上皮内がんの証拠をつかむために、その患者さんに東京女子医大病院に入院してもらってＳＰＡＣＥを行ないます。そして、採取した膵液からがん細胞もしくは上皮内がんを疑うような異型の強い細胞が出たら、その患者さんは私のもとに紹介されて手術の相談が始まります。

第5章 膵臓がんは焦って手術をしてはいけない

——ステージ1以上の膵臓がんになったら

「膵臓がんは手術だけが唯一の根治的治療」というフレーズに惑わされてはいけない

最終章では、上皮内がんにさらに次のスイッチが入ってしまった後、つまりステージ1以上の浸潤がんの治療を見ていくことにしましょう。

まず、お話ししておきたいことがあります。

よく膵臓がんの専門医療機関のホームページを開くと「膵臓がんは手術療法だけが根治のための唯一の道です」といった案内が書いてあります。膵臓がんに関する一般向けの本やサイトにも、しばしば同じようなことが書いてあります。外科医である私が言うと少々違和感があるかもしれませんが、このフレーズを鵜《う》呑みにしてはいけません。巧妙に言葉のトリックが仕組まれています。

「膵臓がんを根治するために、何とかして手術ができる状況にこぎつけて、とにかく手術をしましょう。そうすれば助かります」という意味に解釈する人も結構いるのではないでしょうか。

繰り返し申し上げているように、ステージ1以上の膵臓がんの多くが、手術だけでは治せません。２０１２年に集計された日本膵臓学会の過去27年間の全国調査データでは、ステージ１の５年生存率がだいたい60～70％、そして、ステージ２だと15～30％くらいに一気に下がります。この全国調査データに登録されたステージ１や２の患者さんのほとんどが手術を受けていますので、これは手術でどのくらい治ったのかを示したデータと理解してよいと思います。

このデータをもう一度よく見てみましょう。裏を返すと手術で膵臓がんを切除できてもステージ１では30～40％、ステージ２では70～85％の患者さんが根治できていない、つまり手術後に膵臓がんが「再発」して、膵臓がんが原因で亡くなっていることになります。最近は膵臓がんに有効な抗がん剤が複数使えるようになり、膵臓がんの５年生存率はもう少しよくなっていると思います。しかし、抗がん剤だけで膵臓がんを根治するところまで行けることは、いまでもほとんどありません。放射線治療と抗がん剤を合わせた治療も有効ではありますが、やはり根治するところまで行けることはめったにありません。

なので、たしかに「膵臓がんは手術療法だけが根治のための唯一の道です」というのは間違いではありません。しかし、これは決して「手術さえすれば膵臓がんは根治できる」という意味ではなく、「手術ができた人の中にだけ根治できる人がいる」というのが正しい意味なのです。どうでしょう、言葉の「トリック」に気づかれたでしょうか。

手術をして根治できる膵臓がんと手術をしても根治できない膵臓がんがあって、しかも現時点では後者のほうがかなり多いのですが、「膵臓がんは手術療法だけが根治のための唯一の道です」という言葉で魔法をかけられた患者さんは、とにかく手術を受けて、膵臓がんを克服することを願ってしまう。時には、神の手と呼ばれる外科医のもとに出向いて、無理やりにでも取ってもらおうとします。

ステージ0の膵臓がんは別として、ステージ1以上であれば、「手術可能な膵臓がん」であっても、その多くが手術だけでは治らないのです。焦って手術をするとむしろ抗がん剤治療が十分にできないために、本来根治できるはずだったものさえ根治できなかったり、根治できない場合でも、抗がん剤の効果で長く元気でいられたはずの時間が短くなったりします。

膵臓がんの治療は決して手術ありきではないことを強調しておきたいと思います。

もっとも、みなさんの中には納得できずに妙な顔をされている方もいらっしゃるかもしれませんね。無理もありません。一般の方からすれば、「がんがあるんだから、早く取らなきゃ」と考えるのが普通でしょうし、「手術を先延ばしにしているうちに、がんがどんどん大きくなってしまったらどうするんだ」と不安になるのも当然でしょう。

外科医はやはり手術をしたいと思うもの

われわれ外科医は、外科医である前に医師であり、医師である前に人である以上、それぞれの患者さんにベストの治療を提示して提供するのが人の道、「大義」です。しかし外科医に限らずいえることですが、世の中に常に大義を通して生きている人はどれほどいるでしょうか。外科医も人間ですから、腕を振るいたいという下心から、どうしても手術を優先して提示することがあるのも事実です。だからトリックを使っているのだとは言いませんが、外科医自身も自分のやっているトリックに気づきにくいのだと、私は思います。

繰り返しになりますが、ステージ1以上の膵臓がんは早く取ればよいというものではありません。他の治療法を組み合わせながら、じっくり時間をかけて、そして相手がどういう態度を示すのか見極めながら治していくことで、根治できる可能性、長く元気でいられる可能性を上げるのが賢明なのです。

「手術」よりも「抗がん剤治療」のほうが優先される

では、いったい手術以外にどんな方法を組み合わせていくのか。

それは、「抗がん剤を用いた化学療法」や「放射線療法」です。とくに抗がん剤を用いた化学療法は、ステージ1でも遠隔転移が潜んでいることの多い膵臓がんにおいては絶対に欠かせません。

手術や放射線治療は膵臓がんの本体とその周辺（局所）のみに限定して手を下す治療法であるため、「局所治療」に分類されます。放射線治療も、体全体に放射線をあてるわけではなく、患部とその周辺の一部を含む程度の限定した範囲にあてるのが基本ですので局所治療です。

一方、抗がん剤は点滴で投与すると血液内に入り、血液の循環に乗って全身のすみずみまで流れていきますし、内服薬も胃腸で吸収されるとやはり血液内に入って全身に流れていきます。そのためこちらは「全身治療」に分類されます。

上皮内がんや、ステージ1の浸潤がんでもまだ小さくて遠隔転移のないものなら、局所治療（切除もしくは放射線照射）だけで治せる可能性があります。しかし、遠隔転移がある場合は局所治療よりも全身治療のほうが優先されます。

再び不良細胞にたとえて話をいたしますと、教室の壁や窓を壊さないちょい悪の不良や本物の不良はもちろんですが、教室の壁や窓を壊しても校舎の外には出て行っていないチンピラくらいまでなら、校舎ごと撤去するか焼き払うことで完全に退治できます。ここでは校舎ごと撤去するか焼き払うまでが「局所治療」ということになります。

ところが、膵臓がんはいったんチンピラになると早々にやくざになって、さらに広域暴力団や国際マフィアになっていきます。いったん広域に活動し始めて、各地で新たに組事務所を構えればすぐに見つかりますが、閑静な住宅地の一軒家にひっそりと住んでいたり、スラム街の中で屋根裏部屋をアジトにしていると、一人ずつ見つけてつかまえるのは至難の業ですし、見つけたとしても、ひとつひとつをしらみつぶしに撤去して「局所治療」を繰り返すのは非常に困難です。

そこで、チンピラややくざが好んで食べる毒物を日本中、世界中に大量にばらまく方法で対抗することになります。つまり「全身治療」です。ここでたとえた「チンピラややくざが好んで食べる毒物」というのが「抗がん剤」のことになります。抗がん剤について、もう少し説明しましょう。

がん細胞の、特徴的でもっとも厄介な行動は次々にクローンをつくること、すなわち

「細胞分裂」です。細胞分裂の際にはいろんな工具や原料が必要となるのですが、その工具や原料を壊したり偽物として紛れ込んだりして細胞分裂の邪魔をするのが抗がん剤です。

ちなみに、正常な細胞も日々細胞分裂を行なっています。そのため、細胞分裂の盛んな組織や臓器ほど抗がん剤の影響を受けて副作用が起きやすくなります。典型的なのは白血球や皮膚、粘膜などです。

２０００年代に入って、ようやく膵臓がんに有効な複数の抗がん剤が開発されて使用できるようになってきました。副作用が比較的軽く済むものもあり、患者さんが通常の生活を維持しながら、長期間にわたって抗がん剤治療を受けることも可能になってきました。そのため、全体の5年生存率も徐々に高くなってきています。

再発を防ぐため、隠れているがん細胞を徹底的に叩いておく

仮に、膵臓手術を手掛ける外科医が、ステージ1の膵臓がんの切除後に再発を起こした患者さんから詰問口調でこう問われたとしましょう。

「先生、前に手術したとき、がんを根治的に取ったんですよね。それなのに、どうして再発するんですか」

その外科医が、事実を正しく説明しようとするなら、こう答えるでしょう。

「それは、目に見えないがん細胞が、他の離れたところに飛んでいって隠れていたからなんです。その隠れていたやつらが再び暴れ出して再発してしまったんです」——と。

しかし、科学的マインドを持った患者さんなら、こう言い返すかもしれません。

「それじゃあ、根治的に取ったっていうのは、先生の勘違いだったんですね」

そうなんです。まさしく外科医の勘違いです。

手術で膵臓がんを切除できてもステージ1では30〜40%、ステージ2では70〜85%の患者さんが「再発」しているというのが事実です。にもかかわらず、見た目で膵臓がんを全部取りきったから、「根治」できたと思うのは、勘違いとしか言いようがないと、私は思います。もしも、手術直後に「根治的に取れた可能性が高いです」とやや控えめに説明していれば、勘違いではなく、「読み違いでした」くらいの言い訳はできるかもしれません。

いずれにしても、手術で痛い思いをする患者さんにしてみれば、少しでも根治できる確率が高い状態で手術を受ける方法があるのなら、そうしてほしいはずです。

先にも述べたように、ステージ1以上の膵臓がんは早く取ればよいというものではありません。抗がん剤をはじめとした他の治療法を組み合わせながら、じっくり時間をかけて相手がどういう態度を示すのか見極めながら治していくことで、根治できる可能性を上げるのが賢い方法なのです。

実は、切除可能な膵臓がんに対しても、先に抗がん剤治療を行なってから手術をするほうが予後がよくなることが分かっています。日本全国の膵臓がん治療を専門的に行なう医療機関が共同で行なった臨床研究によって、「術前に抗がん剤治療を行なうほうが手術後の生存率が上がる」ということが証明されています。そのため今、日本では膵臓がん治療を専門的に行なう医療機関のほとんどが、術前化学療法（手術をする前に行なう抗がん剤治療）を取り入れています。

それにしても、いったいなぜ、術前化学療法が有効なのでしょうか。その答えはいくつかあります。

ひとつ目の答えは、「抗がん剤の力で転移・再発を防ぐ効果をより高く得られる」ことです。がん細胞が、本拠地を離れて閑静な住宅地の一軒家にひっそりと住んでいたり、スラム街の中で屋根裏部屋をアジトにして暮らしたりしている状況で、急いで本拠地を撤去しても、かくれ潜んでいたがん細胞が生き残って、いずれはそれらがクローンを増やして各地で徒党を組みます。つまり転移・再発が起きるわけです。

そこで手術をする前に、これらの目に見えない、あるいは検査画像に映らないような小さな転移を全身治療でやっつけておくのです。膵臓の切除手術をすると、通常は最低でも1か月間くらいは抗がん剤治療ができなくなりますが、手術後に体調がなかなかよくならず、2～3か月間抗がん剤治療ができない場合もあります。抗がん剤治療ができない間、目に見えないあるいは検査画像に映らないような小さな転移は野放し状態になります。手術の影響で体力が落ちる前に、抗がん剤をしっかりと使ってこれらを叩いておくことで、野放し状態を回避しようというわけです。

いやいや、「抗がん剤がよく効くと膵臓がんの本体が小さくなって取りやすくなるんじゃないのか？」と、思う人もおられるでしょう。たしかに、がんの塊が小さくなったり、時にはがん細胞がほとんど消え去ってしまうこともあります。しかし、浸潤してきた膵臓がんにいったん占領された場所では、通常は正常な組織が破壊されます。そして、ほとんどの部位で線維化が起きるため、セメントで塗り固められたような状態になっていて、正常な構造には戻りません。

そのため、一度膵臓がんの浸潤を受けた場所は、がん細胞が残っていようといまいと、結局はがんの本体と一緒に切除してしまわなければ収拾がつかないことが多く、術前化学療法で膵臓がんが小さくなったとしても、手術で取りやすくなるとは限らないのです。

もうひとつの答えは、「手術すべきではない患者さんを選別できる」ことです。

広域暴力団や国際マフィアの中には、たとえ世界中に毒をばらまいても全滅させることができないどころか、あちこちで活動度を上げていく凶悪でしぶとい連中がいます。つまり、抗がん剤が効かない膵臓がん、あるいは抗がん剤を投与していても進行する膵臓がんが一定数存在するのです。こういう連中は、警察が組の総本部を壊滅させるために総力戦で戦って社会が一時的に混乱しているスキをついて、あっという間にあちらこちらに新たな組事務所を建ててしまいます。ですから、焦って組の総本部壊滅の総力戦（手術）をしてはならないのです。

組の総本部を攻めるのは、ばらまかれた毒がある程度以上の効果を発揮して、全国に散らばって潜んでいる組員が消えたか弱り切っていることを確かめたうえで、それなりの勝ち目があることを見極めてからにしなければなりません。よほどの理由がない限り、60〜

70%の勝ち目しかないと分かっていて、いきなり突入するべきではないと思います。

なお、少なくとも膵臓の切除手術を受けられるような体調を維持できている患者さんであれば、通常は、抗がん剤治療は問題なく受けられます。

術前化学療法でじっくりと見極めてから手術

現在、日本で広く行なわれている膵臓がんの術前化学療法は、1か月半にわたって抗がん剤治療をしてから手術をするという治療スケジュールが一般的です。なぜ1か月半なのかというと、先に紹介した多施設での共同臨床研究の際の治療スケジュールが1か月半という設定だったためです。

実は、私はこの共同臨床研究がスタートした際に、治療スケジュールを決めるプロトコール委員でした。治療スケジュールを決める際に、私も含めた数名の委員から1か月半ではなく3か月にしようという意見が出ました。しかし、術前化学療法の考え方はまだ一般的ではなかったため、治療期間をあまり長くすると、日本全国の専門医療施設の協力を得られなくなるのではないかという意見が強く、最終的に1か月半ということに決まりました。

つまり、1か月半が最適であるという科学的な根拠はどこにもありません。

私の経験では、見極めるための期間は、最低でも3か月は必要で、できれば6か月から1年は経過を見たほうがよいのではないかとさえ考えています。少なくとも1か月半だけでは、「抗がん剤の力で転移・再発を防ぐ」という目的はある程度かなえられるかもしれませんが、もうひとつの目標である「手術すべきではない患者さんの選別」はできないと思います。

手術をすべきではない患者さんを選別して無駄な手術を受けることを回避することで、その患者さんは膵臓を切除する大手術によって体力を低下させることなく、有効な抗がん剤治療をできるだけ長い期間続けることができます。膵臓がんを克服することはできないとしても、有効な抗がん剤を使用することによって充実した時間を半年、1年、2年と、できるだけ長く確保することを目指すことが可能になります。

ところで、私は見極めるための期間として、できれば6か月から1年と述べましたが、どのくらいまでが妥当かというのは慎重に検討する必要があります。

診断時に切除不能であった膵臓がん患者さんのデータを集めた、関西医科大学の里井壯平教授の研究結果があります。里井教授は、長期間継続した抗がん剤治療や放射線治療によって、手術による切除が可能な状態に戻ることができた患者さんのデータを全国から集めました。実際に手術を受けた患者さんのデータを詳細に調査して、抗がん剤がよく効いている患者さんが手術に踏み切るための判断基準、つまり手術をすれば膵臓がんを根治できるかどうかを手術前に判断するために何を参考にすればよいのかを分析しました。

里井教授によると、同じように抗がん剤がよく効いていても、8か月以上の長期間にわたって抗がん剤治療を継続した患者さんたちのほうが、それより短期間であった患者さんたちよりも、膵臓がんを根治できた率が明らかに高かったそうです。

この研究結果は、膵臓がんの本体が見た目で切除可能になるかどうかばかりに気を取られると、「抗がん剤治療は8か月以上やらないときれいに取り切れるようにならない」と解釈してしまいがちです。しかし、膵臓から離れて隠れ潜むがん細胞の制御にも目を向けると、「手術すべきではない患者さんの選別」には、化学療法を8か月以上続けて効果を見る必要があるのだということが理解できると思います。

繰り返しになりますが、膵臓がんに限らず一般的に、がんが「切除不能」であるという診断は、あくまで肉眼や画像検査で分かる情報をもとに下されます。がん細胞たちが、閑静な住宅地の一軒家にひっそりと住んでいたり、スラム街の中で屋根裏部屋をアジトにして潜んでいても、それが肉眼や画像検査で見えないために「切除可能」と診断されますが、それは本当は「切除不能」な状態と考えるべきなのです。

そういう考えでステージ1から4までの膵臓がん全体を俯瞰すると、里井教授の報告は抗がん剤治療を始める前の膵臓がんが画像検査の結果として切除可能か不能かにかかわらず当てはまる可能性があり、おそらく見極めの期間は6か月と1年の間くらいが妥当なのではないかと私は予測しています。もちろん、暴力団やマフィアの悪性度も一律ではないと思いますので、患者さんごとに差はあると思いますが、平均的にはそのくらいではないかと考えています。

とは言え、いずれにしても、こういったことは臨床研究を重ねて、多くの膵臓がん専門医が納得して合意できるような根拠を示さなければ単なる思想にすぎません。ですので、今、私があまり極端な行動に出ると、まるで新興宗教の教祖のような状態になってしまいます。

医は仁術ともいいますが、医師は宗教家ではなく科学者であるべきです。

言い訳が長くなりましたが、そういう理由で、現在、東京女子医大では、画像検査でステージ1以上かつ切除可能と診断した膵臓がんに対して、3か月間の術前化学療法を行なっています。

腫瘍マーカーが下がるまで抗がん剤治療を続けるのが基本

がんが体内に潜んでいないかを調べるために使われる指標のひとつに「腫瘍マーカー」があります。腫瘍マーカーの値は通常の採血で取った血液で比較的簡単に調べることができます。腫瘍マーカーは数種類あって、それぞれの腫瘍マーカーの数値が上昇するがんの種類はある程度決まっています。人間ドックでも、幾種類かの腫瘍マーカーが測定されることがあり、いずれかの値が高ければ、その腫瘍マーカーと関連するがんを調べるための精密検査を受けるように連絡が来るはずです。

膵臓がんで数値が上昇する腫瘍マーカーには「ＣＡ19－9」「ＤＵＰＡＮ－2」などがあります。ただし、膵臓がんに限って言うと、腫瘍マーカーの値が高い場合は、たとえ画像検査で見えなくても、肝臓や腹膜への転移が潜んでいる可能性が非常に高い。

がん細胞たちが閑静な住宅地の一軒家やスラム街の屋根裏部屋のアジトで硝酸カリウム

や硫黄を調合して爆弾をつくると、どこからともなく火薬の臭いがしてきて、少なくとも彼らがどこかに隠れて活動しているのが分かるような感じでしょうか。たぶん、組本部内に留まっているうちは、そんな物騒なものはあまりつくっていないのでしょうね。

なお、硫黄や火薬は爆弾以外にもまともな使途がありますので、臭いがしてもがん細胞がいないこともあります。そのため「腫瘍マーカー」の値はゼロが正常ではなく、時には、がんとは関係なく高い値を示すこともあります。また、あくまで臭いをかいでいるだけなので、最終的な診断は、画像検査の結果や、その他のいろんな情報を総合して行なう必要があります。

東京女子医大では、基本的に「腫瘍マーカーが正常値まで下がらない限り手術をしない」という方針で抗がん剤治療を行なっています。もちろん、これは基本方針であって、硫黄や火薬の臭いがしてもがん細胞が膵臓に留まっていることもありますので総合的に判断しますが、なかには3か月の予定であった術前化学療法を延期して、半年や1年以上続けているという患者さんもいらっしゃいます。

実は、抗がん剤を入れてもなかなか腫瘍マーカーが下がらない患者さん、すなわち「抗がん剤の効きが悪いタイプ」の患者さんが1割くらいいます。さらにその中には、腫瘍マーカーが下がらないだけでなく、抗がん剤治療を行なっているにもかかわらず、画像検査をすると膵臓がんが大きくなっていたり、新たに遠隔転移が見つかったりする患者さんもいます。

そういう場合は、抗がん剤の種類を変えて治療を継続します。その結果、抗がん剤が効いて腫瘍マーカーが正常値まで下がれば、手術をお勧めしているのですが、抗がん剤の種類を変えてもやはり効果がなく、膵臓がんが徐々に進行する患者さんもいます。

このようなケースでは、一見すると「手術をしないでいるうちにがんが進行して、手術不能な状態になってしまった」ということになります。しかし、何度も述べていますように、「切除可能だった」というのは、あくまで見た目の話です。

膵臓がんを切除したたくさんの患者さんのデータを集めてみると、膵臓がんの再発で亡くなった患者さんの大多数が手術後2年以内に再発を起こしています。そういった患者さんの中には、手術後3か月以内に肝臓や腹膜への転移が見つかった患者さんが相当数含まれています。

膵臓の大手術を受けて、ようやく日常生活を取り戻し始めた矢先に、主治医から「再発」を告げられるのです。膵臓がんを専門に扱う外科医が、術前化学療法の必要性を強く感じるのは、そういった患者さんに体力的・精神的負担の大きい手術を受けさせてしまったという後悔の念がきっかけになることが多いと思います。

いずれにしても、急いで手術をしても、こういう患者さんたちがそれなりの割合でおられます。術前化学療法中に「手術をしないでいるうちにがんが進行して、手術不能な状態になってしまった」場合、これまでに苦い経験を積んできた膵臓がん専門医であれば、「急いで手術を勧めなくてよかった」と思うのです。

そのため、私はいつも術前化学療法をスタートする前に時間をかけて患者さんに説明をします。つまり、後々患者さんが後悔をしないように、「抗がん剤が効かない場合、抗がん剤治療を長く続けて様子を見ているうちに手術ができなくなることもある」ということを、念を押して説明しています。

とにかく、こういった抗がん剤が効かない残念なケースがあるにしても、術前化学療法は外せないのです。

膵臓がん治療は手術よりも抗がん剤のほうがメイン

20世紀の終盤から21世紀の初頭にかけて、と言っても私が駆け出しの外科医だった頃のことですが、膵臓がんを切除するための手術法が、とくに日本の膵臓外科医たちの活躍によって目覚ましく発展しました。患部とその周囲の組織やリンパ節を徹底して切除する手術が、日本で標準化されて世界に広まったのです。日本の外科医としてはとても誇らしいことで、私もそのような偉大な仕事を成し遂げられた先輩方に憧れていましたし、いまでも学会などでお会いしてご指導いただくことがあります。しかし、残念なことに手術のレベルが上がっても膵臓がんの5年生存率は改善しませんでした。

ところが、21世紀に入って膵臓がんに有効な抗がん剤の種類が増えてくるにつれて、膵臓がんの5年生存率が少しずつ上がっているのです。

外科医の私が言うのもなんですが、この結果から分かるように、「ステージ1以上の膵臓がん治療のメインは手術ではなく抗がん剤」なのです。まず抗がん剤で治療をして、その抗がん剤が効いていることを見極める。

ただし、抗がん剤だけで膵臓がんを完全にやっつけることは難しいので、抗がん剤が効いていてもがんが生き残っている部分、とくに組本部を撤去する。撤去後も最低半年間は抗がん剤治療を行なって、閑静な住宅地の一軒家やスラム街の屋根裏部屋のアジトに生き残っているかもしれないがん細胞を根絶やしにする。もちろん、手術後に撒く毒は少し控えめですが、そうしてようやく膵臓がんマフィアの掃討作戦は完了します。

このように、ステージ1以上の膵臓がんの治療は「抗がん剤に始まり、抗がん剤に終わる」のです。少々極端な言い方になりますが、ステージ1以上の膵臓がん治療は、手術ではなく抗がん剤が主役です。手術はむしろ、メインの治療である抗がん剤治療を仕上げるために行なう補助的な治療としてとらえることもできます。

少なくとも、手術をするかどうかは、十分に時間をかけて抗がん剤治療を進めながら、じっくり検討して決めていくべきです。


また東京女子医大では、ステージ2以上の膵臓がんには、手術前にしばしば化学放射線治療（抗がん剤を併用した放射線治療）を行ないます。先に解説したように、膵臓がんは浸潤性タイプのがんなので、染み込むように広がる性質を持っています。そのため単純に考えると、切除するときはできるだけ広めに周囲の組織や血管、臓器を一緒にまとめて取ったほうが、取り残しのリスクは下がります。

しかし、だからと言ってなんでも取ってしまうわけにはいきません。残すべきものは残さなければ、たとえ膵臓がんを取ってしまっても、患者さんはまともな生活をすることができなくなります。場合によっては生きていけなくなります。

そこで、そういう残すべき部分に放射線をあてて、染み込んで潜んでいるがん細胞をやっつけたうえで手術に臨むのです。実際のところ、染み込んで広がるがん細胞はミクロレベルの話なので、手術中に目には見えません。放射線をあてておけば、かなりの確率でがん細胞を掃討できているはずなので、残すべき神経組織や大きな血管、臓器を安全確実に残しながらも、ミクロレベルのがん細胞を残さないという、一挙両得を目指した共同作戦です。

そもそも周囲の組織や血管、臓器に浸潤している可能性のあるようなステージ２以上の膵臓がんでは、かなり高い確率で、本体から離れた閑静な住宅地の一軒家やスラム街の屋根裏部屋のアジトにがん細胞が潜んでいます。つまり高い確率で遠隔転移が隠れていて、腫瘍マーカーの値も非常に高い患者さんが多いです。

そのため、東京女子医大では、周囲の組織や血管、臓器に浸潤している可能性のあるようなステージ２以上の膵臓がんの患者さんには、基本的に抗がん剤治療を６か月以上行なってから、手術をすべきかどうかを見極めます。その結果、手術をすることになった場合、さらに化学放射線治療を行ないます。そうすると手術前の治療期間は8か月くらいになります。

意図的に里井教授の研究結果に合わせていたわけではなく、臨床現場での経験と勘でやっていたところ結果的に同じような方向に向かっていますので、このような治療方針は、いずれ専門医のコンセンサスを得て、いわゆる標準治療になっていくであろうと考えています。

私は、膵臓がん治療に近道はないと思っています。

「早く治したい」と焦る気持ちは分かりますが、近道をしようと早期に手術を受けたりすると、かえって命を縮めることにもつながりかねません。多少遠回りに感じようとも、急がず、焦らず、自分の足元を照らしつつ、医師とよく話して連携を取りながら、できるだけ長生きできるような道を見出していく――。

それが、ステージ1以上の膵臓がんに対する治療のあるべき姿だと思います。

見つかったときに切除できない場合

「膵臓がんが発覚したときにはもう手術ができるような状態ではなかった」という場合も、メインとなるのはやはり抗がん剤治療です。また、抗がん剤治療を併用した放射線治療（化学放射線治療）が行なわれることもあります。

放射線治療は切除手術と同じく局所治療なので、原則として、画像検査で分かるような転移のないステージ3までの患者さんが対象となります。時には、がん細胞がすべて死滅したのではないかと思われるくらい非常によく効くこともありますが、手術で切除ができないほどの浸潤がある場合、放射線治療で完全にやっつけるところまでは難しいのが実際のところです。なお、別の臓器に転移がある場合でも、がんによる痛みを軽減する効果を期待して放射線治療が用いられる場合もあります。

いずれにしても、切除できない膵臓がんに対しては、全身治療である抗がん剤治療がメインの治療になります。

いま、抗がん剤治療は発展を続けていて、高い効果を示す薬も増えてきました。予想以上に抗がん剤が効いて、画像検査で映っていた転移も見えなくなり、長期間安定した状態が続けば、手術のことをもう一度考えるチャンスがやってくる場合があります。また、たとえ手術できるところまでいかなくても、長期間安定した状態が続いて、1年、2年と家で生活しながら外来での抗がん剤治療を継続している患者さんも少なからずおられます。
「膵臓がんが発覚したときにはもう手術ができるような状態ではなかった」という場合でも、ステージⅠの患者さんと同じように、まずは抗がん剤治療を受けて、じっくりと相手の出方を見極めていただきたいと思います。繰り返しになりますが、決して焦って手術を受けるべきではありません。

もっとも、抗がん剤治療を長く続けていると体への負担も次第に積み重なってきます。先にも説明しましたが、抗がん剤はがん細胞だけでなく正常な細胞にも影響をもたらします。また、抗がん剤治療というのは、抗がん剤だけが体の中で仕事をしているのではなく、抗がん剤という毒を盛られて戸惑ったり弱ったりしているがん細胞を収容して撤去するのは患者さん自身の免疫細胞です。そのため、抗がん剤治療中は、体力的にもそれなりに負担が生じます。

たとえ抗がん剤治療が有効でがんの進行スピードを抑えていても、治療期間が長くなると、じわじわと体力が落ち、免疫力も低下します。がんに罹らなくても、人間は老いていつかは体が弱って「もう走れない」というときがやってきますが、がんと闘って走り続けると、そういうときが、残念ながら本来よりも早くやってきます。そういう段階になると、治療は痛みや症状、ストレスを軽減させる「緩和医療」へと移行していく必要があります。しかし、抗がん剤治療と緩和医療は、別々にする必要はありません。抗がん剤治療をやめていきなり明日から緩和医療へ移行というのではなく、抗がん剤治療中でも、つらい症状があれば、その症状をうまくコントロールすることで、体力を維持することができます。そうすると抗がん剤治療もより長く継続できます。

　膵臓がんの治療は手術や抗がん剤治療だけではなく、緩和医療も含めたいくつかの治療を同時に組み合わせながら進めていく必要があります。そのため、膵臓がんを治療する医師は、患者さんを全人的に診る能力を身につける必要があります。

「外科医である前に医師であり、医師である前に人であること」

　元来、メスという凶器を合法的に使う資格を持つ外科医は、患者さんを全人的に診る能力が必須です。手前みそになりますが、東京女子医大の私の科（肝胆膵外科）では、外科医も皆、手術だけでなく抗がん剤治療や緩和医療にも精通していて、がんの患者さんを総合的に診る体制を整えています。

膵臓がんの死亡率を「胃がん並み」にする

本書ではここまで、膵臓がんを中心とした膵臓の病気にどう向き合って対応していけばいいのかを述べてきました。

膵臓がんは、見つかったときにはすでにかなり進行していることが多く、とても厄介な病気です。しかし、少しずつではありますが、膵臓がんをめぐる医療の状況は変わってきています。効果の高い抗がん剤もできているし、診断や手術の技術も向上している。それに、ステージ0の早期段階で発見・治療をすれば、90％超というたいへん高い確率で治せるようになっている。膵臓がん医療はすでに「早期発見できるがん」「治せるがん」に向かって前進しています。

これから先、膵臓がんの早期発見・治療に本格的に取り組む医師や医療機関が増えて、早期発見のための検診を受けようという意識を持った人が増えてくれれば、きっと膵臓がんで亡くなる人を大幅に減らしていけるのではないでしょうか。そうすれば、もちろん5年生存率も相当上がってきます。

現時点では〝夢〟のような話ですが、私は将来的に膵臓がんの死亡率が、いまの「胃がん並み」になることを期待しています。

30年前、胃がんは日本人にたいへん多く、亡くなる人が非常に多いがんでした。しかし、胃透視や内視鏡による検診システムが普及し、がんの原因とされるピロリ菌の除去をする人も増え、内視鏡を用いた治療技術が確立され、その結果、長期間にわたって胃がんの死亡率は低下傾向が継続しています。

膵臓がんの場合も胃がんと同じようなコースを辿《たど》って死亡率を下げていけるかどうかは分かりません。なぜなら、膵臓の上皮内がんは胃がんのように肉眼で見える大きさではないからです。やはり何か新しい技術を導入する必要があります。

現時点ではＣＴやＭＲＩの検査画像から上皮内がんの間接的所見を検出し、その間接的所見の怪しさの度合いを判断し、そしてさらに、積み重なった間接的所見のそれぞれの怪しさ度合いをインテグレートして上皮内がんのスイッチが入っているかどうかを推定する診断プロセスは、われわれ専門医によって、それぞれの経験をもとにした判断基準で行なわれています。たとえば、この診断プロセスにＡＩを導入して標準化し、さらに自動化することで、均一化された判断基準で、しかも一度にたくさんの検診が可能になるでしょう。ＳＰＡＣＥの膵液細胞診検査の判断基準もＡＩで標準化することができるかもしれません。

体の外からは見えない胃がんが、胃の中を直接見て診断できるファイバースコープ（いまの内視鏡）の出現によって早期発見が容易になり、予後が劇的に変わったように、顕微鏡レベルの大きさの膵臓の上皮内がんが、何か新しいテクノロジーの出現によって容易に診断できるようになって、膵臓がんの予後が劇的に変わる日が来るのは、そう遠くないと思います。

また、新しい抗がん剤の開発も着実に進んでいます。今後は、膵臓がんに対して有効な免疫チェックポイント阻害薬や分子標的治療薬なども出てくると思います。ステージ1以上の膵臓がんの予後も、これからさらに改善してくるでしょう。

とにかく、膵臓がんをめぐる世界は近年、着実に変わってきており、診断も治療も、これからさらに急速に進歩すると思います。

この先、近い将来に、みなさん自身やみなさんの大切な人が、突然、膵臓の病気を告げられるかもしれません。でも、そのときは膵臓がん治療が急速に進歩していて、本書の内容はすでに時代遅れになっているかもしれません。

そうであってほしいものですが、たとえそうであっても、敵（膵臓がん）の本質はあまり変わりませんので、本書はきっと敵を知るための参考にはなると思います。

そのときに、焦らず急がず冷静で適切な判断ができるように、本書が少しでもお役に立つことを祈りつつ、このあたりで筆をおきたいと思います。

おわりに

本書の執筆は、「幻冬舎から膵臓の本の執筆依頼が来るから、よろしくネ」というお言葉を、東京女子医大消化器病センターの大先輩である白鳥敬子先生（元消化器内科教授、元消化器病センター長）から頂戴したところから始まりました。実は、「膵臓の話」と言われて私は少々困惑しました。

「膵臓がん」のしかも「治療」のことならある程度の専門知識を持っていますが、膵臓がんといっても「診断」のことや「膵臓の生理機能」「慢性膵炎」の話となると、正直なところ国家試験に受かる程度の知識しかありません。本に書いて人様に読んでいただくなんてとんでもないと思い、内科の先生と共同執筆ではだめかと幻冬舎の担当の方に相談したのですが、許してもらえませんでした。

本書は、そんな私が仕事の合間に勉強し直しながら綴ったものなので、申し訳ないことに浅はかな外科医の偏った考えが混在した怪しい書物です。そこで、おおやけに出版する以上、その浅はかな外科医が日頃どういう思いで診療をしているのか、バックグラウンドくらいは簡単にご紹介しておいたほうがよいと思う次第です。

雑駁《ざっぱく》な話になりますが、本文中に書けなかったことを少々つけ加えさせていただきます。

私は小学3年生からサッカーを始めたのですが、高校、大学の頃にもっとも熱中して取り組んでいました。Jリーグが発足する前でしたので、さすがにプロサッカー選手になりたいとは考えていませんでしたが、大学は同年代のトッププレーヤーが大勢集まる筑波大学に入学しました。高卒現役の年、医学部ではなく、工学系の学部（筑波大では学部ではなく学類）に普通に受験をして入学しました。

私は高校時代に熊本県の国体選抜選手に選ばれたこともあって、何とかなるだろうと思っていたのですが、実際に筑波大のサッカー部に入ってみると、チームメイトの能力の高さは想像以上でした。後にJリーガーや日本代表として活躍した有名選手も数名いて、到底、生半可な志でついていけるレベルではなかった。生まれて初めて大きな挫折感を味わった私は、すぐにサッカー部をやめてしまいました。それからどうすればよいのか分からず、しばらくはちょい悪の不良のような暮らしをしていました。

医師になって思うのですが、挫折感というものは、それなりの挫折を味わったことのある人にしか分からないものだと思います。私は、ほどほどの能力しか持たないまま、身の程もわきまえずに本格的にサッカーをしていたために、幸運にも若いうちに大きな挫折を味わうことができました。

なぜに幸運かと言うと、この経験が、医師として患者さんに共感する力を身につけることに少なからず役立ったと思うからです。がんに限らず大きな病気に罹ったとき、人は挫折感に襲われますが、患者さんの挫折感を理解できない医師は、患者さんと良好な関係を築くことが難しく、また、患者さんの持つ価値観にもあまり興味を持たないため、治療方針も一方的に押し付けるように説明して進めてしまう傾向があります。

話を私のバックグラウンドに戻します。

その後、もともと寛容だった父親がさすがに許してくれなかったこともあり、筑波大をやめ、郷里の熊本に帰って、死に物狂いで受験勉強をし直して、翌年、熊本大学の医学部に入り直しました。1年で復活できた私は、実はすぐに挫折感を忘れ去りました。

サッカーは高校時代の県代表仲間に誘われて体育会のサッカー部で再開しました。当時の熊大体育会サッカー部は強豪チームで、九州代表として全国大会にも出場しており、しっかりとした組織運営をしていました。

この時代、本格的に活動していた大学の運動部はまるでひとつの社会組織（会社など）のミニチュア版のようでした。模擬社会組織の中で、1年から4年までの間に新入社員から社長や取締役までを一気に経験するような具合です。

私は、筑波大での挫折感を完全に忘却して、意気揚々と熊大サッカー部に入部したのですが、1年生の頃はなかなか試合に出してもらえませんでした。そこでやはりやや小さめですが再び挫折感にひたる機会を得ました。幸い1年ほど前の経験で挫折グセがついており、結構深めに落ち込みました。そのためモチベーションを失いかけて再び「ちょい悪」化しようとしていたのですが、そんな私を、ある先輩がことあるごとに学生街の焼き鳥屋に連れ出して、私の言い分を聞いてくれました。

その先輩の飲み会はいつもそれだけでは終わりませんでした。先輩は生意気な私に言いたいだけ言わせた後に、「お前は下手なんだ」「お前は頭が悪いんだ」と厳しい言葉を浴びせかけて、焼酎をしこたま飲ませました。

それでも私は誘われるといつも飲み会に顔を出していました。厳しい言葉を浴びせられたその場では、心がボロボロになるのですが、次の日に酔いがさめて言われたことを思い出すと、客観的に自分を見つめ直すことができる瞬間があったからです。その先輩の厳しい言葉は、チームメイトとして私を成長させるためのものであり、私は無意識にそのことを感じていたから、毎回「治療」を受けるために焼き鳥屋に行ったのだと思います。

その先輩とは次の年、1年間トップチームで一緒にプレーしました。そして、自分が上級生になると、今度は自分が生意気な後輩たちに同じようなことをしていました。さらに、いまでも若い外科医を教育するときに、同じような手口を使うことがあります。

学生時代に、体育会サッカー部という模擬社会組織の中で、そうやって「諸刃の剣」の使い方を知ることができたのは幸運でした。昨今は、人に厳しいことを言うとなんでも「ハラスメント」として扱われがちです。また、教育の場では「ほめて育てる」という風潮があります。しかし、人間には傷つかなければ直らないことや、ストレスを感じて育つことが往々にしてあります。

病気の治療もこれと同じだと思います。たとえば手術には痛みなどの苦痛があり、抗がん剤には副作用があります。患者さんにはこれらを乗り越えながら治療を受けていただかなければなりません。それこそ、手術はまさしく「諸刃の剣」です。外科医はメスという凶器を合法的に使う資格を持っていて、ハラスメントどころではない、実際に人の体を傷つけるのが仕事です。

人を傷つけることが許されるのは、その人のためになるという大義があるからです。ですから、諸刃の剣を本当にうまく使いこなせる外科医、すなわち真の大義をもってメスを振るう外科医は、教育にも長け、組織をまとめる力にも長けているはずだと、私は思います。

果たしてあなたの目の前にいる外科医は、自分自身（外科医）のために手術をするのか、あなた（患者）のために手術をするのか、いわゆる「大義の有無」を見極めるためのヒントはきっとそういうところにあります。

最後までまとまりのない話になってしまいましたが、とにかくいま、膵臓がんの診断と治療は、有効な新規抗がん剤の出現と、ステージ0での超早期発見と治療という、ふたつの局面で急速に発展しつつあります。膵臓がん診療に関わる多くの医療者たちの決してあきらめないファイティング・スピリットが、これからの膵臓がん診療の未来を明るく照らし始めています。

そして未来ばかりではなく、現在、膵臓がんと闘っている方々にとって、本書が闘う相手を知るためであったり、闘う意義を見出したりするための一助となることが、綴り終えた時点での私の切なる願いです。

最後になりましたが、本書の執筆のために、幻冬舎と私をつないでくださった白鳥敬子先生、そして、本書の内容についてアドバイスをいただいた清水京子先生（新宿三井ビルクリニック、前東京女子医大消化器内科教授）、菊山正隆先生に深謝いたします。

著者略歴

本田五郎《ほんだごろう》

一九六七年生まれ。
県立熊本高校、熊本大学医学部を卒業後、
京都大学医学部附属病院外科（研修医）、
市立宇和島病院外科、京都大学消化器外科、済生会熊本病院外科、
社会保険小倉記念病院外科、東京都立駒込病院外科、
誠馨会新東京病院消化器外科などを経て、
二〇二〇年十月、東京女子医科大学消化器・一般外科准教授に着任。
二〇二一年七月、同教授に就任。
肝臓・膵臓の手術件数は二千五百件を超え、
肝胆膵疾患の腹腔鏡下手術における高い技術力は世界的に知られており、
海外での手術経験も豊富。

幻冬舎新書 701

膵臓がんの何が怖いのか

早期発見から診断、最新治療まで

二〇二三年七月二十五日　第一刷発行

著者　本田五郎
発行人　見城　徹
編集人　小木田順子
編集者　鈴木恵美

発行所　株式会社　幻冬舎
〒一五一―〇〇五一　東京都渋谷区千駄ヶ谷四―九―七
電話　〇三―五四一一―六二一一(編集)
〇三―五四一一―六二二二(営業)
公式HP　https://www.gentosha.co.jp/

ブックデザイン　鈴木成一デザイン室
印刷・製本所　株式会社　光邦

検印廃止

Printed in Japan　ISBN978-4-344-98703-6 C0295
ほ-11-1

＊この本に関するご意見・ご感想は、左記アンケートフォームからお寄せください。
https://www.gentosha.co.jp/e/